당신이 살찌는 이유

평생 살 안찌는 몸의 루틴을 만들어 건강하게 사는 법

진소희(건강 콘텐츠 크리에이터 러브에코) 지음

BM 성안북스

추 천 의 글

「환자 혁명」 저자 조한경 원장

다이어트 전문가가 쓴 책이 출간되었다. 비만과 다이어트에 대해 조언하는 저자는 비만클리닉의 원장도 아니고, 기능의학 병원의 의사도 아니며, 피트니스 센터의 트레이너는 더더욱 아니다. 놀랍게도 평범한 가정주부로 두 아이의 엄마다. 그렇다면 아무래도 전문성이 떨어질까? 그 반대다.

전문가란 무엇인가? 유명 대학 교수라는 직함만으로 자동으로 전문가가 되는 세태와는 다르게, 21세기의 진짜 전문가는 이런 사람이다.

"시간을 들여서 정보를 수집하고 파악한 후
직접 몸소 체험한 자가 진정한 전문가이다."

의사는 확실한 '전문직'이지만, 반드시 '전문가'는 아니다. 의사지만 스스로 건강하지 못한 이들이 태반이다. 기나긴 의대 공부가 지겨웠는지 의사가 된 후 공부하기를 멈춘 이들도 많다. 그러니까 의사라서 자동으로 전문가가 되는 것이 아니라, 계속해서 공부하는 의사만 전문가인 셈이다. 새롭게 쏟아지는 정보의 양이 너무나도 많기 때문에 배움을 멈추면 곧바로 도태되고 만다.

기능의학 진료를 하다 보니 치유의 80%는 환자에게 달렸다는, 매우 중요하지만 간과되고 있는 진리를 다양한 사례를 통해 알게 되었다. 좋은 약이

해결책이 아니고, 좋은 의사를 만나는 것이 답이 아니다. 본인이 안 하면 다 소용없는 것. 직접 체험해보지 않고 정보로만 머무르는 것은 힘이 없다. 직접 얻은 귀한 정보가 아닌 누군가 옆에서 알려주는 정보에는, 담겨있는 에너지가 약해 몸소 실천할 만한 충분한 동기를 부여하지 못한다. 또한, 실천하지 않고 머리로만 알고 있는 지식 역시 직접 체험해보지 않았기 때문에 죽은 지식이며, 그 기억은 오래가지 못하고 아무런 힘을 발휘하지 못한다. 나의 삶도 바꾸지 못할 뿐만 아니라 주변에도 영향력을 끼치지 못한다.

그러한 의미에서 이 책의 저자는 진정한 전문가이다. 두 가지를 모두 해낸 사람이기 때문이다. 암기가 아닌 이해와 정리에 능하고, 몸소 실천하는 실행력을 갖추고 있으며, 남에게 쉽게 설명하고 전달해 주는 뛰어난 능력을 갖추고 있다. 누가 뭐래도 진정한 전문가다. 그러한 전문가가 쓴 다이어트 책이 바로 이 책이다.

다이어트란 무엇인가?

누군가에게는 단순한 체중감량일 테지만, 많은 의사들(기능의학 의사들)에게는 건강을 회복하는 치료다. 당뇨, 고혈압, 고지혈증, 갑상선저하증, 만성염증 등의 가장 확실한 치료가 바로 다이어트다. 혈압과 혈당이 하나의 건강 지표가 되는 것처럼, 체중은 혈압이나 혈당을 측정하는 것에 비해 부족할 것이 하나 없는 건강 지표에 해당한다. 단순한 미용이 아니라는 뜻이다. 그러니 건강을 해치는 다이어트란 성립하지 않는다.

다만, 체중을 감량하는 과정에서 무리하게 되면 위험해질 수 있다. 기아상태나 영양실조, 호르몬 교란, 탈수 등을 유발한다면 건강을 해칠 수도 있는 것이다. 그리고 이를 방조하는 '다이어트 프로그램' 또는 '비법'들이 정보라는 이름으로 우리 사회에 퍼져 있다.

그러므로 올바른 정보는 더욱 빛을 발한다. 위험천만한 다이어트가 위험하지 않은 것처럼 보이는 이유는 개인의 차이에 있다. 10대, 20대의 젊은 몸은 회복력이 강하다. 몇 날 며칠을 밤새고 공부해도 견디고, 밤을 새우고 놀아도 견딘다. 술, 담배를 해도 잘 견디는 몸이다. 그런 젊은이들은 앞서 언급한 소위 '위험한' 다이어트를 하고도 살만 잘 빠졌다고 큰소리칠 수 있는 것이다.

하지만 이미 노화가 시작되고 몸의 대사와 기능이 떨어진 30대 이후의 다이어트는 다르다. 인슐린 저항성 내지는 대사증후군의 여파로 몸의 효율이 떨어져 체지방이 늘고 체중이 늘어난 경우가 대부분이다. 몸 상태가 이러한데 살을 빼기 위해, 가혹한 절식과 혹독한 운동을 병행한다면 건강을 해치기 십상이다. 그래서 다이어트는 건강을 해친다는 오해가 등장한다. 정확하게 말하면 다이어트가 건강을 해치는 것이 아니라 '무리한' 다이어트와 '잘못된 정보'가 건강을 해치는 것이다.

정보의 정확성은 매우 중요하다. 진작부터 다이어트 정보들이 정확했다면, 요요라는 단어는 생겨나지 않았을 것이다. 칼로리 세기에만 여념이 없었고, 체지방의 원인이 식이지방에 있다고 믿었던 시절이 불과 몇 년 전이다. 원시적인 고정관념에서 벗어나 과학과 의학은 크게 진보하였지만, 일반 대중은 그렇지 못했다. 최첨단 과학이 제시하는 증거와 정보들은 다양한 이유에 의해 대중들에게 제대로 전달되지 못했고, 오래전부터 습득한 지식에 대한 대중들의 고집도 있을 것이며, 이를 원치 않는 산업도 분명 존재해왔다.

이 책에서 제공하는 내용은 상당 부분 기능의학의 정보와 일치한다. 건강을 우선으로 하는 다이어트라는 뜻이다. 더군다나 저자의 체험이 있기에 전달력에 생동감이 있다. 우리 몸은 저자의 몸과 크게 다르지 않다. 비슷한 음식에 둘러싸여, 똑같은 피로와 스트레스를 받으며 이 시대를 살아가고 있다. 이는 모두 다 같은 메커니즘을 통해 정상 체중을 회복할 수 있다는 뜻이다. 음식을 먹는 식습관에서 먹는 시간까지 사소한 듯 보이는 우리의 생활습관은 어차피 둘 중 하나, 체중을 증가시키거나 감소시키는 데 일조한다. 어떻게 살아갈 것인가? '다이어트'는 단순한 육체적 건강뿐만 아니라 정신적 건강을 지켜내기 위해서라도 반드시 해결하고 넘어가야 할 과제이다. 불과 몇 주, 몇 개월에 그치는 것이 아니라 평생을 지속 가능해야 한다. 결국 '라이프스타일'이니까. 다이어트에 대해 논할 수 있는 자격은 오로지 삶을 통해 직접 실천해 보고 경험해 본 자들의 몫이다.

이 책을 읽으면 마치 유튜브를 보는 것 같은 생생함과 몰입감을 선사한다. 또한, 책에서 다루는 정보를 토대로, 별책부록에서 제공하는 식단과 가이드를 따라 하는 것만으로도 값비싼 '다이어트 클리닉'의 프로그램과 비교될 정도로 정보의 질과 수준이 높다.

게다가, 그저 노하우와 정보들을 열거한 단순한 다이어트 서적과는 차원이 다르다. 우리의 몸, 마음, 영혼을 포함한 존재에 대해 사색하게 하는 책이다. 나 자신의 소중함을 일깨워 주는 보물과도 같은 책이다.

「환자혁명」 저자 조한경

러브에코가 건강 콘텐츠 크리에이터가 된 사연

제 인생을 아무리 되돌아봐도 저는 '오늘' 제일 건강합니다. 유년 시절보다 오늘 더 건강하고 에너지 넘칩니다. 중고등학교 시절 이후로부터 지금까지 통틀어 간혹 무리한 다이어트를 했을 때를 제외하고는 현 체중으로 살아본 적은 지금이 유일무이합니다. 두 아이를 출산하고 난 이후인데도 말이죠. '건강 유튜버이고 다이어트 책을 쓰기 때문에 왠지 모를 의무감에 이렇게 말하는 게 아닌가?'라는 의구심이 들 수 있지만, 사실입니다. 이제 저의 유튜브 채널에서는 한 번도 언급하지 않았던 저에 관한 이야기를 조금 해보겠습니다.

저의 유년 시절 기억은 안타깝게도 '아팠던' 기억과 '다이어트'한 기억이 대부분을 차지하고 있어요. 유치원에 다닐 즈음에 천식이

Before

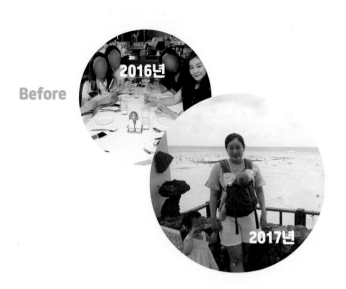

2016년

2017년

After

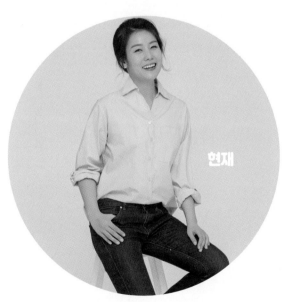

현재

발병해서 병원에 거의 살다시피 했었고, 아직도 제 기억에는 엄마를 따라 이 병원 저 병원 다니던 모습이 생생하게 남아있습니다. 어디 그뿐인가요. 배가 자주 아파서 눈물을 펑펑 흘리며 화장실에서 하나님께 제발 낫게 해달라고 늘 간절하게 기도했었습니다. 돌이켜보면 저의 신앙은 화장실에서부터 시작되었더군요. 소화제는 저 때문에 우리 집 필수품이었고, 엄마의 약손은 항상 제 곁에 있어야했죠. 매일 밤 다리가 너무 아파서 엄마에게 주물러 달라고 애원했고, 그때마다 엄마는 성장통 때문이라고 하셨죠. 제 볼은 항상 빨갛게 터 있었고 귀는 항상 멍멍했어요. 귀도 막히고, 코도 막히고, 눈도 가렵고…. 너무 답답하고 힘들었습니다. 흐르는 코 때문에 휴지 없이는 감히 밖에 나갈 수조차 없었어요. 워낙 건강하게 살아본 적이 없었기 때문에 원래 그렇게 사는 게 당연한 줄 알았어요. 결혼을 해두 아이를 낳고 키워보니 늘 아팠던 제 다리는 그저 성장통 때문만은 아니었고, 엄마의 약손이 필요한 날은 한 해에 손꼽을 정도여야 정상이라는 것도 깨닫게 되었습니다.

저는 그렇게 약골로 살다가 초등학교 졸업 후 미국으로 이민을 가게 되었습니다. 그 시절 미국에서 다닌 학교에서는 케이크, 브라우니, 피자, 햄버거, 탄산음료, 과자 등 각종 정크푸드를 마음껏 사

먹을 수 있었어요. 건강하지 않은 몸에 매일 그런 음식을 먹다 보니 결국 미국에 가고 얼마 되지 않아 한 덩치 하게 되었죠.

그때부터 저의 다이어트 여정은 시작되었습니다. 가뜩이나 갓 이민을 와 영어도 잘 못 하는데, 살까지 쪄서 무시당하고 싶지 않았습니다. 미국 친구들보다 더 날씬하고, 더욱 더 화려한 모습으로 당당해 보이고 싶은 어린 자아가 꿈틀댔습니다.

고등학교 1학년밖에 되지 않은 나이에 온종일 오렌지 주스 한 잔과 사과 1개로 배를 채우고 2시간씩 뛰었습니다. 음식은 무조건 '무지방' 표기가 되어있는 것만 먹었습니다. 그러다 한 번씩 식욕을 주체할 수 없어 음식을 많이 먹게 되었고, 죄책감이 들어 화장실로 달려가 억지로 토해냈습니다. 그렇게 몇 달을 잠깐 마른 체형으로 살다가 또다시 엄청난 요요에 시달리고는 했었죠. 그 이후 성인이 되고 한약 다이어트, 양약 다이어트, 덴마크 다이어트, 레몬 디톡스 다이어트 등 정말 해보지 않은 다이어트가 없었습니다. 몇 달 잠깐 날씬해졌다가 요요에 시달리고, 둘째 아이 임신 전까지 계속 그렇게 살아왔습니다. 하지만 해가 갈수록 점점 더 체중은 불어났고, 갑상선기능저하증 진단을 받게 되었습니다. 이유 없는 우울감에 시달리

다 오른쪽 눈꺼풀의 마비 증상까지 생겨 자존감이 바닥을 쳤습니다.

　매일 아침 눈을 뜨면 드는 생각이 '나는 왜 사는 걸까? 인생이라는 게 도대체 무엇일까?'라는 무기력한 생각뿐이었습니다. 무엇을 해도 마음이 공허하고 어느 자리에 가도 '여기서 내가 제일 뚱뚱하구나…'.라는 생각밖에 안 들었습니다. 매일 같이 신세 한탄을 하며 매사가 불만투성이였죠. 그러다 둘째 아이를 임신하게 되었고 절박 유산을 판정받고 아이가 잘못될 위험이 있어 중간 관리자로 진급하자마자 회사를 그만두게 되었습니다. 엎친 데 덮친 격으로 아버지가 뇌졸중으로 쓰러지시고 몇 달을 중환자실에서 생사를 오가는 바람에 정말로 끔찍한 나날을 보냈습니다. 우울한 마음을 달콤한 빵과 디저트로 달래다 보니 어느새 임신 중 몸무게는 82kg으로 불어났고, 천식까지 재발하게 되어 밤새도록 기침을 하느라 잠 못 이루곤 했습니다.

　2017년에 둘째 아이가 태어나고 누군가 찍어준 제 사진이 저에게 꽤 큰 충격 요법이 되었습니다. 그때 다시 한번 굳은 결심을 하고, 매일 밤 아이를 재운 뒤 유튜브의 홈트레이닝 채널을 따라 하며 상당한 체중 감량을 이뤄냈습니다. 이때만 해도 모유 수유 중이었기 때문에 식단 조절은 할 수 없었고, 운동만 강도 높게 했었죠. 하지만 100

일 후 더 이상 이 방식을 이어가지 못하게 됩니다.

그러던 어느 날 엄마 손에 이끌려 우연히 조한경 원장님의 책 『환자혁명』 출간기념 북 콘서트에 가게 되었고, 그 계기로 저는 인생의 전환점을 맞이하게 됩니다. 그동안 건강과 음식에 관해 전혀 몰랐던 혹은 잘못 알고 있던 내용을 책을 통해 알게 되었습니다. 원장님의 유튜브 방송을 종일 듣고 또 들었으며, 나아가 다른 건강 서적도 찾아서 읽기 시작했습니다. 그렇게 저는 아버지가 쓰러진 이유와 제가 아팠던 이유, 다이어트를 해도 점점 살이 찌는 진짜 이유를 깨닫게 되었습니다.

그동안 잘못 알고 잘못 실천해왔던 것들이 생각났습니다. '이 내용을 조금만 더 일찍 알았더라면 우리 아빠가 쓰러지시지 않았을 텐데…'라는 안타까움이 너무나 컸습니다. 그리고 2018년 1월, 저에게 새로운 꿈과 인생 소명이 생겼습니다. 그것은 제가 겪은 아픔과 고통을 다른 분들이 겪지 않고 행복한 삶을 살아가며 원하는 꿈을 이루며 살아갈 수 있도록, 건강에 관해 공부하고 널리 전파하는 것입니다.

저와 제 가족이 얻은 질병은 결코 단순한 불운 때문이 아니었습니다. 피해갈 수 있었으나 방법을 몰랐던 것이었습니다. 그래서 저는 건강한 삶을 위한 바른 먹거리, 건강 지식, 좋은 생활 습관을 널리 알리기 위해 매일 꾸준히 공부하고, 누구라도 쉽게 이해할 수 있도록 지식을 풀어내어 전파하는데 몰두하고 있습니다. 모두를 내 가족과 같이 사랑하는 마음으로, 저의 사랑의 메시지가 울려 퍼지도록 'Love Echo(사랑의 메아리)'라는 이름으로 건강 메시지를 외치고 있습니다. 그 외침은 저에게 메아리가 되어 돌아와 매일 매일 건강을 주고, 지식은 어느새 제 삶 속으로 스며들어와 물 흐르듯 습관이 되어 자리 잡았습니다. 물론 갑상선기능저하증, 비염, 천식 모두 완치되었고 무리하지 않고도 건강 체중을 유지하며 살고 있습니다. 그래서 오늘의 저는 인생을 통틀어 그 어느 날보다 건강합니다. 이 책을 펼친 여러분의 인생도 앞으로 반드시 그러하리라 믿습니다.

이 책을 내기로 결심한 이유

이 책은 과거의 저를 뒤돌아보며 쓴 책입니다. 평생을 다이어트로 고생하던 제가 인체에 대해 배워가면서 다이어트에서 해방되고 그 어느 때보다 건강하고 에너지 넘치는 삶을 살게 된 여정을 담았습니다. 물론 객관적인 지식 전달 형식으로 정리했으나 이는 저의 생생한 체험이 집약된 내용이기도 합니다.

건강 콘텐츠 크리에이터로 활동하는 저의 1번 관심사는 당연히 '건강과 다이어트'이기에 대부분 시간을 관련 지식을 습득하고 실천하는데 할애하고 있습니다. 새로운 식품과 영양제, 다양한 운동 방법 등 좋다고 하는 것은 바로바로 실천에 옮겨보고 제 몸에 귀를 기울이며 효능을 살펴보는 게 일상이 되었습니다. 그렇게 몇 년을 해오며 느낀 점이 하나 있습니다. 역시나 '꾸준히 지속하는 것이 가장 어렵다.'라는 것입니다.

일반인들과 전문가의 경계에 있는 제가 저자로서 이 책에 어떤 내용을 담아야 좋을지 참 많이 고민했습니다. 그동안 배운 내용을 나열하자면 책에 들어갈 내용은 넘쳐나겠지만, 그중에서도 저는 여러분에게 잔잔히 물들어가듯 일상에 무리하지 않고 작은 변화가 될 수 있는 내용을 담고 싶었습니다. 읽고 나서 당장 엄청난 식재료와 영양제를 잔뜩 구입하고 일상을 180도 바꾸려고 노력하는 것이 아닌 지금 있는 그 자리에서 서서히 나와 내 일상에 부담을 주지 않고 변화시킬 수 있는 것들, 그래서 더 오래도록 평생 유지할 수 있고, 궁극적으로 인생의 방향을 바꿔주는 내용을 담고 싶었습니다.

조금은 지적인 우리 몸의 원리를
알아야 살이 빠진다

안 그래도 급변하는 새로운 시대에 생존을 위해 배워야 할 것들이 넘쳐나는 판국에, 건강한 다이어트를 위해 저와 똑같은 시행착오를 겪고, 인체를 알아가는 데 시간을 할애해서야 되겠습니까? 그래서 저는 유튜브를 통해 그동안 제가 공부하고 실천한 부분 중 핵심적인 내용만 정리해서 소개해 왔습니다. 하지만 유튜브라는 매체 특성상 지식이 여러 조각의 퍼즐처럼 나뉘어 있어 전체 그림을 보기 힘들다는 점이 참 아쉬웠습니다. 그래서 이 책을 통해 그 퍼즐을 순서대로 한 곳에 맞춰 처음부터 끝까지 한 묶음으로 전달하고 싶습니다. 퍼즐 전체를 봐야 우리 몸의 큰 그림을 볼 수 있으니까요.

이 책은 먼저 읽으면 좋은 내용, 가장 먼저 알아야 하는 내용부터 정리했습니다. 때문에 차례대로 읽는 것을 권장하며 내용 순서대로 실천에 옮겨가며 서서히 일상을 물들여 보세요. 당장 모든 것을 한 번에 실천하겠다는 불타는 의지보다는 두고두고 서서히 틈날 때마다 꺼내 보며 천천히 일상을 변화시키는 방법을 추천합니다. 그다음 중간중간 다시 펼쳐보며 내 일상에 얼마나 이 내용이 물들어 있는지 살

퍼봐도 좋을 것 같아요. 비록 몇 년 전만 해도 생소했던 이 책의 내용이 어느새 제 삶 속에 자연스럽게 숨을 쉬는 것처럼 완전히 스며들어 있습니다. 의지박약인 제가 가능했다면 여러분에게는 그런 날이 저보다 훨씬 더 빨리 올 것입니다.

저는 여러분이 잘못된 다이어트로부터 해방되어 더욱 건강해지고 자신감을 얻었으면 좋겠습니다. 또한 이 책을 계기로 여러분이 더 많은 건강 서적과 새로운 지식 습득에 눈을 뜬다면 더할 나위 없이 뿌듯할 것입니다. 그리고 나아가 여러분이 이 땅에 태어난 목적, 하고 싶은 일을 찾고 꿈을 이루는 삶을 산다면 더 바랄 게 없을 것 같습니다. 실패하는 다이어트만 했던 제가, 1년의 절반 이상 감기에 걸려있던 제가, 이제는 건강 관련 강의를 하고 건강 관련 책을 쓰게 될지 누가 알았겠습니까? 제가 했다면 여러분도 할 수 있습니다!

러브에코 진소희

Contents

Part 1

이번에도 다이어트에 실패한 당신
살 빠지는 몸의 원리를
모르니 그럴 수밖에!

Chapter 2
만성탈수가 당신을 살찌게 한다   057

Chapter 3
멈출 수 없는 식욕은 굶주린 세포의 아우성이다   079

Part 2 살찌는 음식에 대한 묵은 오해를 풀고
제대로 잘 먹고 살 빼는 법

Chapter 3

당신은 혹시 지방혐오자?
살 빼는데 일등 공신은 지방!

Chapter 4

단백질 부족은 악순환을 부른다,
필수 아미노산이 풍부한 좋은 단백질을 섭취하라

Part 3

식사하는 '시간'에
다이어트 비밀 열쇠가 있다!

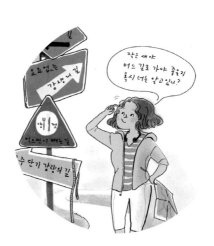

Part 4 다이어트 효과를 2배 올리는,
일상의 작은 습관

Part 5

깨진 균형을 바로 잡고 인생이 바뀌는
러브에코's 탄단지밸런스

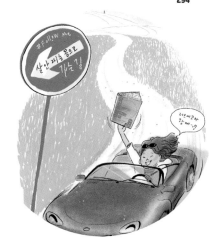

◆ 러브에코의 유튜브 이야기 ◆

《의사들이 만든 전문 의학 잡지인 『MD 저널』 헬시컨슈머 2020 대상》을
수상한 건강 콘텐츠 크리에이터, 러브에코의 영상 콘텐츠를
책으로 소장할 수 있도록 준비했어요!

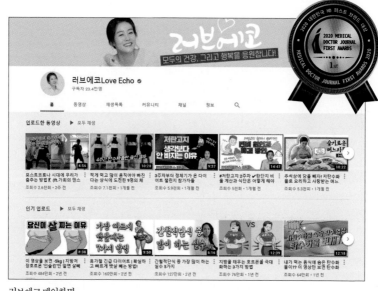

러브에코 메인화면

✦ 러브에코 화제의 유튜브 영상 ✦

어렵고 복잡해 보이는 우리 몸의 원리와 건강에 관하여
알기 쉽게 소개해 많은 조회 수를 기록한
러브에코의 건강 콘텐츠를 지금 만나보세요!

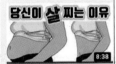

이 영상을 보면 -5kg | 지방저
장호르몬 '인슐린'만 알면 살빼
조회수 484만회 · 2년 전

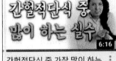

간헐적단식 중 가장 많이 하는
실수 5가지
조회수 127만회 · 2년 전

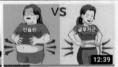

지방을 태우는 호르몬을 극대
화하는 3가지 방법
조회수 76만회 · 1년 전

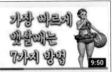

휴가철 긴급 다이어트 | 확실하
고 빠르게 뱃살 빼는 방법!
조회수 160만회 · 2년 전

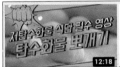

내가 먹는 음식에 숨은 탄수화
물이?? 이 영상만 보면 탄수화
조회수 64만회 · 1년 전

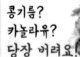

요리할 때 나쁜 기름 vs 좋은
기름
조회수 62만회 · 2년 전

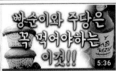

밥, 빵, 면, 술과 친하다면 꼭 먹
어야하는 '이것'
조회수 50만회 · 2년 전

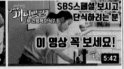

SBS스페셜 끼니반란에 출연
해서 못다한 간헐적단식 이야
조회수 43만회 · 1년 전

제대로 잘 먹고 평생 살 안찌는 몸으로 사는 법
(러브에코's 탄단지밸런스 챌린지) 체험단 후기

적게 먹고 힘들게 운동해야 하는 다이어트 상식을 뒤집고
양껏 먹으면서 건강하게 살을 뺀 9명의 도전자들 이야기

◆ 기간 : 2020년 8월 24일 ~ 2020년 9월 20일까지(총 4주)

◆ 체험단 : 총인원 9명 (남자 3명 | 여자 6명)

◆ 연령대 : 20~40대

◆ 체험 결과 : 평균 체중 -5.2kg | 체지방 -3.9kg | 내장지방 -1.6 level

러브에코와 함께 진행한 탄단지밸런스 체험단의 리얼 영상을 공개합니다!

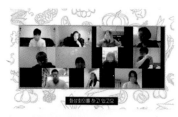
◀ 줌 화상 만남 영상

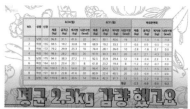
◀ 1주 차 결과 설명 영상

주차별 진행 영상

챌린지 1주차 **챌린지 2주차** **챌린지 3주차** **챌린지 4주차**

4주동안 진행된 탄단지밸런스 체험단의 영상을 보실 수 있습니다.

체험단의 변화된 모습

위○○님 4주의 변화

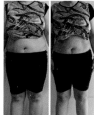 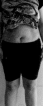 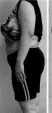 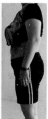 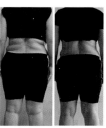

Before   After   Before   After   Before   After

안○○님 4주의 변화

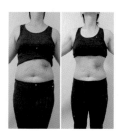 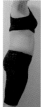 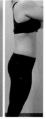 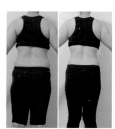

Before   After   Before   After   Before   After

탄단지 밸런스 1기 체험단 후기

그동안 제가 해왔던 고구마 원푸드 다이어트, 일주일 동안 굶기, 1일 1식(폭식)은 배고픔의 고통을 견뎌야 하고, 몸에 힘이 없어지며 어지럽고 손이 떨리는 증상들로 힘들었던 경험뿐이었습니다. 그런데 '탄단지밸런스'를 체험하면서 우리 몸에 염분이 얼마나 중요한지 경험할 수 있었고, 제가 앓고 있던 불면증, 안구 건조 현상, 역류성 식도염, 부종 등 여러 증상이 개선되었습니다. '탄단지밸런스'를 통해 쉽게 살이 찌지 않는 체질로 변화된 것뿐만 아니라 쉽게 포기하지 않는 사람으로, 주어진 오늘도 새롭게 도전하는 저로 변화된 것에 감사함을 느낍니다.

남, 34세 신○○ 체험자

예전에 다이어트를 할 때는 두 끼 이상 먹으면서 살을 뺀 적이 없었다. 무리하게 굶거나 힘들게 운동했었고, 다이어트 약을 먹거나 단백질 셰이크를 마시며 했었지만, 체중 감량이 아닌 요요현상과 우울감만 커졌었다. '탄단지밸런스'는 저염식도 아니었고, 무리한 운동도 하지 않으면서 내 몸에 좀 더 건강한 지방과 채소를 섭취하며 포만감 있게 먹는 다이어트 방법이었다. 그동안 지방과 칼로리가 높으면 다이어트의 적이라고 생각했었는데, '탄단지밸런스'에서는 나의 잘못된 고정관념을 깨고 몸에 좋은 음식을 섭취할 기회가 생겨 너무 좋았다. 가장 큰 변화는 밖에 나가길 싫어하던 내가 해가 뜬 시간에 밖으로 나가 만 보 걷기를 채운다는 것. 처음에는 힘들었지만, 시간이 지나니 당연한 습관이 되어 정말 감사함을 느낀다.

- 여, 21세 이○○ 체험자

그동안의 다이어트는 음식에 많은 제한이 있었기에 폭식과 금식으로 인한 무기력함이 반복되어 삶에 행복감을 느끼지 못했습니다. '탄단지밸런스'는 포만감 있게 먹으면서 그날의 나의 컨디션에 맞게 유산소와 간단한 근력운동 정도만 하는 다이어트라 좋았습니다. 식탐이 많던 저는 좋은 지방을 적절히 섭취하면서 탄수화물과 단백질의 비율을 균형있게 맞춘 다양한 식단을 통해 다이어트가 스트레스가 아니라 내 몸을 건강하게 채우는 것이라는 생각이 먼저 들게 되었습니다. 예전에는 회사에서 틈만 나면 앉아 있으려고 했는데, 이제는 맨손 체조도 열심히 하고 집안일도 미루지 않고 바로 하게 되었습니다. 걷는 생활이 습관이 되면서 불평, 불만, 걱정이 가득했던 제 생활이 긍정적인 마인드로 바뀌었습니다.

- 여, 40세 안○○ 체험자

저탄고지 식단에 대한 장점을 알고 혼자 저탄고지 다이어트를 시도한 적이 있었는데 방대한 정보 속에서 무엇을 믿고 따라야 할지 몰라 고군분투하였습니다. '탄단지밸런스'를 통해 확실한 정보를 얻을 수 있어서 너무 감사했습니다. 특히 제 스스로가 가장 놀란 점은 탄수화물에 대한 집착이 많이 사라졌다는 것입니다. 삼시세끼 빵을 찾던 제가 이제는 옆에서 맛있는 빵으로 유혹을 해도 쉽게 넘어가지 않게 되었습니다. '탄단지밸런스'는 나를 위해 건강한 식재료를 구입하여 직접 음식을 준비하는 과정이 즐겁다는 것을 깨닫게 해주었습니다. 바쁘다는 핑계로 한 끼를 대충 때우던 습관에서, 매 끼니가 소중하고 감사하다고 생각하게 된 것이 가장 큰 수확입니다.

— 여, 24세 김○○ 체험자

이전에 저는 여러 다이어트를 해본 경험이 많습니다. 한약으로 식욕을 저하해 식사량을 줄이는 다이어트는 아무래도 배가 고픈 것은 덜 느끼게 했지만 매사 의욕이 없어지는 단점이 있었습니다. 이번에 시작한 '탄단지밸런스' 다이어트는 음식의 양을 급격하게 줄이는 것이 아니라, 양껏 먹을 수 있다는 것이 가장 큰 장점이었습니다. 저는 좀 더 살을 빼고자 하는 마음에 식단조절을 조금 더 과하게 한 부분이 있기는 합니다만, 맛있는 음식을 먹으면서 살을 뺄 좋은 기회였습니다. 가장 큰 수확은 몸이 건강해지면서 5~6kg 정도의 체중 감량을 이루었다는 것입니다. 예전에는 옷을 입을 때 좀 민망한 부분이 있었는데, 지금은 신경을 쓰지 않을 정도가 되면서 제 몸에 자신감이 붙었습니다.

— 남, 36세 박○○ 체험자

여러 가지 다이어트를 경험한 저는 결국 얼마 못 가 폭식으로 인한 요요현상으로 체중이 계속 불어나 포기하곤 했습니다. 식욕억제제로 억지로 식단을 제한하니 약을 끊으면 다시 폭발하는 식욕으로 늘 같은 결과를 반복하면서 자존감도 떨어지고 스트레스가 심했습니다. 그런데 '탄단지밸런스'는 식사량을 극단적으로 제한하지도 않고 특정 약품이나, 다이어트 보조제를 구매하는 비용 대신 내가 먹을 식재료에 투자하여 좋은 식재료와 적정한 탄단지 비율로 식단을 맞춰주었으며, 나를 더 건강하게 만드는 지식까지 알게 해주어 정말 유용했습니다. 단순히 살을 빼는 방법만 알려주는 것이 아니라 마음가짐과 의지, 자존감을 북돋아 주어 제 인생의 터닝 포인트가 되었습니다.

— 여, 39세 장○○ 체험자

이번에도 다이어트에
실패한 당신

살 빠지는 몸의 원리를 모르니 그럴 수밖에!

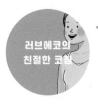
평생 살찌지 않는 몸의 보물지도

지금까지 살면서 숱한 다이어트를 시도한 당신. 이 책을 펼쳐봤다면 아마도 아직 다이어트라는 숙제를 끝내지 못하고 여전히 헤매고 있다는 증거일 테죠. 덴마크 다이어트, 레몬 디톡스 다이어트, 할리우드 스무디 다이어트, 한약 다이어트, 지방 분해 주사 등…. 시중에 있는 웬만한 다이어트를 다 시도해봤는데도 여전히 다이어트의 굴레에서 헤어나오지 못하는 여러분에게 한번 묻고 싶습니다. 혹시 우리 몸에 대해서 얼마나 아시나요? 의사나 영양사가 될 것도 아닌데 쓸데없이 왜 몸에 관해 공부하고 알아야 하나 생각하고 있을지도 모르겠습니다.

하지만 옛말에 '지피지기면 백전백승'이라고 하죠. 인체의 원리를 역행하는 억지스러운 다이어트가 아니라, 체중 중량과 감량에 영향을 미치는 호르몬과 우리가 음식을 먹는 이유 등을 알고 우리 몸을 이해한 뒤에 다이어트를 한다면 마치 자연스럽게 물 흐름의 방향대로 배를 타고 나아가는 듯한 경험을 할 수 있을 것입니다.

이 파트에서는 만년 다이어터의 생활을 졸업하기 위한 식단과 생활 습관 안내에 앞서 여러분이 꼭 알아야만 하는 인체의 원리를 담았습니다. 매우 복잡한 인체의 원리가 아닌 큰 틀에서 체중이 감량되고 증량되는 원리와 우리가 음식을 먹는 이유 등, 인체 전반을 아우르는 기본적이고도 필수적인 내용입니다. 이 내용을 알고 다이어트를 한다면 훨씬 더 빠르게 목표 체중에 도달할 수 있을 것이고, 그 과정 또한 이전의 다이어트와는 비교도 되지 않을 만큼 쉬울 것입니다. 이 보물지도가 쥐어진다면 다시는 저칼로리 다이어트로 쫄쫄 굶어가며 괴로워할 필요도 없을 것이고, 고기도 마음껏 즐기면서 다이어트를 할 수 있습니다.

또 한 번의 막무가내식 다이어트로 더욱 살찌는 몸을 만들 것인지, 아니면 제대로 알고 평생 살찌지 않는 몸을 만들 것인지는 다음에서 소개하는 호르몬에 달려있습니다.

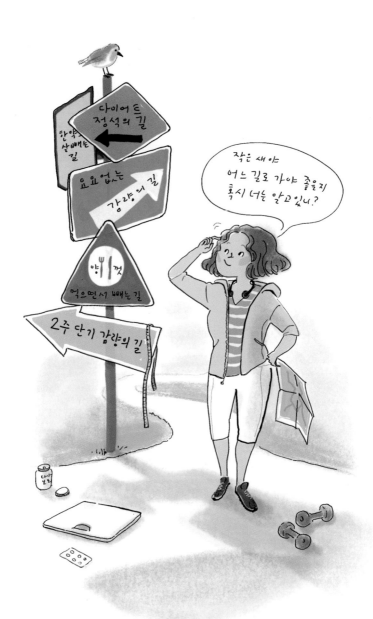

Chapter 1

이 호르몬을 모른다면
살을 빼지 마라!

나를 살찌게 하는 호르몬과 살을 빠지게 하는 호르몬이 무엇인지 아시나요? 인체는 호르몬에 의해 지방을 저장하기도 하고 연소하기도 합니다. 그동안 단순히 칼로리가 낮은 음식를 섭취하는 방법으로만 다이어트를 해왔다면, 결코 이길 수 없는 생존 본능과 싸움을 한 것입니다. 최소한 지방을 저장하고 연소하는 호르몬과 이러한 호르몬이 각각 어떤 상황에서 분비되는지를 알고 다이어트를 시작해야 합니다. 세상에는 온갖 다이어트 방법이 넘쳐납니다. 하지만 이러한 방법을 무작정 따라 하기보다 인체의 원리를 알고 다이어트를 하는 것이 보물지도를 손에 쥐고 보물을 찾는 것과 같습니다.

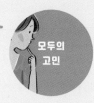
조금씩 야금야금 먹는데 늘어나는 뱃살

예전에는 삼시 세끼를 다 챙겨 먹어도 운동만 조금 열심히 하면 살이 잘 찌지 않았는데, 언제부터인가 삼시 세끼는커녕 한두 끼만 먹어도 금방 살이 붙는 것 같아서 빵 몇 조각, 떡 몇 개, 과일 조금, 커피 정도로 그야말로 제대로 된 끼니 없이 '소식'을 합니다. 그뿐만 아니라 일주일에 적어도 세 번은 헬스장 러닝 머신 위에서 열심히 뛰고요. 그런데도 살은 좀처럼 빠지지 않고 오히려 뱃살이 더 늘어나기만 하는 것 같습니다.

저 역시 그랬습니다. 33년 동안 살이 찌고 빠지는 기본 메커니즘을 알지 못해 잘못된 방식으로 다이어트를 했었고, 그 결과는 참혹했습니다. 매일 제대로 먹은 끼니는 한 끼도 없는 것 같은데, 점점 체중은 늘었고 급기야 둘째 아이 임신 때 82kg까지 늘고 말았습니다. 도대체 살이 찌는 이유는 무엇일까요? 왜 이런 일이 일어나는 것일까요?

살을 찌게 만드는 '지방 저장 호르몬' | 인슐린

살이 찌는 이유는 바로 잘못된 식습관으로 인해 끊임없이 분비되는 '인슐린(지방 저장 호르몬)' 때문입니다. 이 호르몬만 알면 앞으로 충분히 만족스러울 만큼 잘 먹으면서 동시에 깊은 다이어트의 늪에서 헤어나올 수 있습니다.

'인슐린 하면 떠오르는 단어는?'

건강과 다이어트 관련 강의를 진행하면서 이 질문을 하면 대부분 '당뇨병'이라는 단어를 가장 먼저 떠올립니다. 흔히 당뇨병 환자들이 인슐린 주사를 맞는다는 것쯤으로 알고 있는데, 사실 우리 모두에게서 인슐린은 분비되고 있으며 체중 감량을 원한다면 인슐린을 모르고서는 절대 성공할 수 없습니다. 왜냐하면 인슐린은 우리 몸에 지방을 저장하는 역할을 하기 때문입니다.

우리가 밥, 빵, 떡, 주스와 같은 음식을 섭취하면 해당 음식에 함유된 탄수화물이 소화 과정을 거치면서 탄수화물의 가장 작은 단위인 포도당으로 분해됩니다. 포도당은 세포에 에너지 공급을 위해 소장을 통해 흡수되어 혈액을 통해 온몸을 순환합니다. 즉, 우리가 섭취한 음식을 에너지로 활용하기 위한 과정이지요. 단, 혈액 내 포도당을 우리가 에너지로 활용할 수 있는 것은 아니고, 반드시 세포 속으로 포도당이 들어가야만 합니다. 앞서 말씀드린 인슐린은 혈액 속에 있는 포도당을 세포 속으로 넣어주는 세포 문의 열쇠와 같은 역할을 합니다.

따라서 우리가 음식을 섭취하여 혈당이 올라가면 (혈액 속으로 포도당이 들어오면), 이를 감지하고 즉시 췌장에서 인슐린이 분비됩니다. 만약 인슐린이 없었다면, 우리가 섭취한 음식의 포도당이 에너지원으로 활용되지 못하고 혈액 속에 남아돌면서 혈당이 높게 유지되는 상황이 발생하겠지요? 그래서 똑똑한 우리 몸은 이를 바로 처리하기 위해 췌장에서 인슐린을 분비하는 것이죠.

혹시 콜라나 주스와 같은 단 음료를 흘러본 적 있으신가요? 이때 물과 달리 끈적끈적해서 매우 불쾌했을 텐데요. 이처럼 우리 혈액 속에도 당분이 과하게 남아돈다면 혈액이 끈적해지고 그 결과 각종 질병을 일으키게 됩니다. 즉, 인슐린은 우리가 섭취한 음식의 당분을 혈액 내에 떠돌지 않게 하는 중요한 역할을 합니다.

그런데 일반적으로 우리는 음식을 섭취할 때 당장 필요한 에너지보다 더 많이 먹게 되는데요. 왜냐하면 에너지 공급을 위해 종일 음식을 입에 달고 살수만은 없으니까요. 쉽게 비유하자면 마치 한 번 충전해서 몇 시간을 사용하는 핸드폰과 같은 것이죠. 늘 콘센트를 꽂아야만 핸드폰이 작동된다면 얼마나 불편할까요? 이처럼 우리는 음식을 계속 섭취하지 않아도 에너지를 내고 일상생활을 할 수 있도록 당장 필요한 양 이상의 음식을 섭취합니다. 이렇게 즉시 에너지로 활용되지 않는 포도당을 간과 근육에 글리코겐이라는 형태로 저장시키는 역할 또한 인슐린이 수행합니다.

글리코겐은 수많은 포도당을 저장하기 위해 포도당을 응집하여 결합한 물질인데, 나중에 우리가 음식을 먹지 않을 때 저장된 글리코겐이 분해되어 혈당을 일정 수준으로 유지해주며 에너지를 공급하는 역할을 합니다. 즉, 우리가 즉시 먹을 수 없는 음식을 냉장고에 저장해 두었다가 나중에 꺼내먹는 행위와도 비교할 수 있지요.

그런데 만약 수일 내에 먹을 수 있는 음식의 양이 냉장고에 가득 찼다면 나머지 음식은 어떻게 해야 할까요? 이러한 음식은 더 나중을 위해 냉동고에 넣어야 하겠지요? 이처럼 간과 근육에 저장할 수 있는 글리코겐(냉장고)은 한정되어 있고 비교적 저장고가 크지 않기 때문에 초과된 양은 더 나중을 위해 지방으로 저장됩니다. 이렇게 남아도는 포도당을 지방으로 저장하는 역할 또한 인슐린이 수행합니다. 그래서 인슐린이 바로 '지방 저장 호르몬'이라는 별명을 가지게 된 것이지요.

애석하게도 우리가 알고 있는 일반적인 냉동고와는 달리 인체의 냉동고(지방 저장고)는 냉장고보다 훨씬 더 크고 무한대로 확장될 수 있습니다. 따라서 우리가 저장할 수 있는 양의 글리코겐이 가득 찬 상황에서 음식을 섭취하여 인슐린이 분비된다면 혈당을 모두 지방으로 저장하게 되며, 저장된 지방을 적극적으로 활용하려면 글리코겐이 상당히 많이 소진되어야 해요. 그래서 지방을 연소하는 게 쉽지 않은 것이지요. (글리코겐이 모두 고갈되어야만 지방의 연소가 시작되는 것은 아니지만, 글리코겐이 많이 남아있는 상황에서는 지방이 적극적으로 연소되기 어렵습니다.)

인슐린에 대해 제대로 알고 가자!

- 밥, 빵, 면과 같은 탄수화물 음식을 먹으면 소화 과정을 거쳐 포도당으로 최종 분해된다.

- 포도당은 세포의 에너지원으로 활용된다.

- 포도당은 스스로 세포로 들어갈 수 없고, 인슐린이 세포 문의 열쇠 역할을 한다.

- 우리 몸에 당장 필요한 포도당보다 더 많이 섭취하면, 먼저 글리코겐 형태로 간과 근육에 저장되고, 그 이상으로 더 많이 섭취하면 지방으로 저장된다.

- 포도당을 지방으로 저장하는 역할도 인슐린이 수행하기에 '지방 저장 호르몬'이라는 별명을 가지고 있다. 저장(동화 작용)을 위해서는 인슐린이 분비되어야 한다.

- 음식을 섭취하지 않을 때 글리코겐이 먼저 소모되어야 지방이 비로소 사용될 수 있다.

살 빠지게 하는 호르몬도 있다 | 글루카곤

앞서 언급한 지방 저장 호르몬인 '인슐린'과는 정반대로 작용하는 호르몬은 '글루카곤'입니다. 마치 시소와 같이 인슐린이 많이 분비되면 상대적으로 글루카곤은 적게 분비되고, 반대로 인슐린이 적게 분비되는 상황에서는 글루카곤이 많이 분비됩니다. 이를 길항작용이라고 하며 우리 몸은 이를 통해 항상성을 유지합니다.

글루카곤이 분비되는 상황에서는 우리 몸에서 체중 증량과는 정반대의 상황이 일어납니다. 먼저 글리코겐 형태로 저장된 포도당 사슬을 분해해서 사용하기 시작하고, 훗날 사용하려고 저장해 둔 지방 또한 분해하여 에너지로 활용하기 시작합니다. 즉, 글루카곤이 비교적 많이 분비되는 상황은 우리 몸이 저장보다는 소비 모드로 작동하고 있는 것입니다. 우리의 통장 잔고를 위해서라면 당연히 소비 모드 보다는 저축 모드가 이롭겠지만, 체중 감량을 위해서는 소비 모드가 훨씬 더 좋지 않을까요?

적게 먹고 많이 움직이면 살이 빠질 수밖에 없다는 인풋 대비 아웃풋의 논리도 결국 여기서 오는 것입니다. 인슐린이 분비되어 지방을 저장하는 작용 대비 글루카곤이 분비되어 에너지를 소모하는 것이 더 많다면 당연히 살이 빠질 수밖에 없는 것입니다. 하지만 이 내용을 저칼로리식을 하고 많이 움직여야 한다는 내용으로 오해하면 안됩니다. 저칼로리식도 인슐린 분비를 많이 하는 음식이 있고, 고칼로리식인 지방은 인슐린을 분비하지 않으니까요. 이 내용은 다음 장에서 더욱 자세히 다뤄보도록 하겠습니다.

적정한 체중을 유지하고 싶은 분들은 인슐린 대 글루카곤 비율을 적당히 유지하면 되겠지만, 이미 많은 지방을 저장해놔서 더 이상의 저장은 필요 없을 뿐 아니라 빠르게 태워 없애버리는 게 가장 큰 소원이라면 정답은 바로 이것입니다. 인슐린 분비를 최소화하여 글루카곤이 우세한 상황을 훨씬 더 자주 길게 유지하기!

살찌는 것도 서러운데 더 큰 공포가 밀려온다
| 인슐린 저항성

러브에코
동영상

체중이 늘어나는 것 자체만으로도 상당히 불쾌한 경험입니다. 그런데 문제는 과도한 인슐린 분비가 지속되면 단순히 체중 증량을 넘어서서 앞으로 더욱 큰 대가를 치러야 할지도 모른다는 것입니다. 사실 이것이 다이어트를 해야 하는 진짜 이유입니다.

'인슐린 저항성'이라고 들어보셨나요? 최근 들어 비만과 당뇨에 관한 내용을 접하다 보면 '인슐린 저항성'이라는 단어를 종종 들을 수 있습니다. 인슐린 저항성은 뇌졸중, 지방간, 알츠하이머, 통풍, 암, 다낭성난소증후군, 제2형 당뇨병, 죽상동맥경화증 등 현대인이 겪는 각종 만성질환과 관련이 깊은 것으로 알려져 있습니다. 즉, 지속적인 인슐린 분비로 인해 인슐린 저항성이 생기고 이 기간이 길어질수록 여러 가지 질병의 위험에 노출되는 것입니다. 비만을 극복하고 각종 질병을 예방하기 위해서는 인슐린 저항성이 무엇인지를 꼭 알아야 합니다.

비만인 상태를 무성하게 자란 잡초의 상태로 비유해 봅시다. 밭을 깨끗이 하려고 잡초를 자른다면 잠깐은 정돈되어 보이겠지만 얼마 지나지 않아 다시 무성하게 자라나겠지요? 그래서 잡초를 제거할 때 단순히 잘라내는 것이 아니라 뿌리째 뽑는 것입니다. 마찬가지로 단기간의 극심한 칼로리 제한 또는 약물치료와 비만 시술을 통해 체중을 일시적으로 감량할 수는 있습니다. 하지만 이것은 근본적인 비만 치료는 아니며 수년간 혹은 수십 년간에 걸쳐 진행된 인슐린 저항성이 개선되지 않는다면 결국 다시 살찌거나 건강하지 못한 상태로 돌아갈 가능성이 매우 큽니다. 즉, 무엇이든지 근본적인 원인 자체를 뿌리 뽑아야지만 반복해서 같은 일이 발생할 위험을 줄일 수 있기에, 비만과 당뇨의 뿌리를 뽑기 위해서는 인슐린 저항성을 개선하는 것이 가장 중요합니다.

인슐린은 포도당을 세포 속으로 밀어 넣어 에너지로 활용되도록 돕는 세포 문의 열쇠와 같은 존재입니다. 그런데 우리 몸에 과도한 인슐린이 지속해서 분비되면 세포 문으로 비유할 수 있는 인슐린 수용체는 말 그대로 인슐린에 '저항'하여 세포 문을 쉽게 열지 않게 됩니다. 따라서 혈액 속에 있는 포도당이 세포 속으로 잘 들어가지 못하게 되는 바람에 혈당이 계속 높게 유지되는 현상이 발생하고, 높은 혈당을 낮추기 위해 췌장에서 더욱더 많은 인슐린이 분비되어 세포 속으로 당을 밀어 넣게 됩니다.

이렇게 점점 더 많은 인슐린이 분비될수록 인슐린 저항성은 더욱 커지고 악순환이 반복됩니다. 즉, 같은 양의 당을 처리하기 위해서 해가 갈수록 더욱디 많은 양의 인슐린이 필요하게 되는 것이지요.

쉽게 이해하기 위한 예를 들어보겠습니다. 처음 술을 한 잔 마시면 쉽게 취하던 사람도 매일 한 잔씩 마시다 보면 어느새 한 잔은 마신 것 같지도 않게 느껴질 것입니다. 이제는 한 잔에 민감하게 반응하지 않다 보니 주량이 점점 더 늘어나겠지요. 이렇게 매일 반복적으로 술을 마시다 보면 아주 남다른 주량을 자랑(?)하게 될 것입니다. 즉, 한두 잔으로는 절대 취하지 않게 되는 것이지요. 마찬가지로 처음에는 인슐린에 민감하게 반응하다가 반복적으로 빵, 떡, 단 음료와 같은 정제 탄수화물 위주의 식습관으로 많은 양의 인슐린이 분비되는 생활 방식을 지속하다 보면 점점 더 많은 인슐린이 분비되어야만 제 역할을 할 수 있게 되는 것입니다.

이러한 현상은 단기적인 실험에서도 동일하게 나타납니다. 건강한 성인 15명을 대상으로 진행한 연구에 따르면 인슐린을 나흘 동안 지속해서 투여했더니 인슐린 민감도가 20~40%나 감소했다고 합니다.[1] 즉, 동일한 당분을 처리하기 위해서 더욱더 많은 인슐린이 필요한 '인슐린 저항성'의 형태를 보인 것입니다.

인슐린 저항성으로 인해 섭취하는 당은 세포로 잘 들어가지 못하고 혈중에 남아있게 되므로 혈당의 정상화를 위해 분비된 인슐린은 열심히 혈액 내 포도당을 지방으로 저장합니다. 즉, 인슐린 저항성이 심해질수록 섭취하는 음식이 세포로 들어가 에너지로 활용되기보다는 지방으로 저장될 확률이 더욱 높아지는 것입니다. 또한 인체에 에너지 공급이 원활하게 되지 않아 운동으로도 체중 감량 효과를 얻지 못하고 점점 더 체중이 늘어나게 됩니다.

인슐린 저항성을 낮추고 반대로 인슐린 감수성, 즉 민감도를 높여 비만 및 각종 질병으로 가는 방향을 틀려면 인슐린이 자주 과도하게 분비되는 식습관과 생활 습관을 교정해야 합니다. 이 책에서 안내하는 방법으로 전체적인 생활 습관을 하나둘씩 변화시키면 인슐린 분비를 낮출 수 있고, 점차 체중 감량이 더욱 잘 되는 몸으로 변화시킬 수 있습니다.

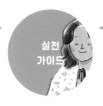

인슐린 분비를 최소화하는 식사 방법

체중 감량을 위해 인슐린 분비를 최소화하려면 다음의 식습관이 도움이 될 수 있습니다. 더욱 상세한 내용은 다음 파트에서 다루겠지만 우선 중요한 다섯 가지를 정리했습니다.

1 | 과도한 탄수화물 위주의 식사,
또는 정제 탄수화물을 피하세요

탄수화물, 단백질, 지방 중 탄수화물이 인슐린 분비를 가장 많이 자극합니다. 탄수화물이 소화 과정을 통해 포도당이 되고 혈당을 높이기 때문인데요. 그중에서도 밀가루, 떡, 설탕과 같은 정제 탄수화물은 빠르게 소화 및 흡수되어 혈당을 더욱 많이 높입니다. 우리 몸에 필요 이상으로 과도한 포도당이 한꺼번에 들어오면 글리코겐 저장고를 금방 가득 채우고, 이후에는 모두 지방으로 저장됩니다. 밀가루를 즐겨 먹으면 똥배가 나오는 이유가 이것 때문입니다.

이 외에도 당도가 높은 과일과 같이 혈당을 올리는 음식은 무조건 인슐린 분비를 자극하니 되도록 혈당 지수(GI 지수)가 낮은 음식 위주로 섭취하세요. 다만, 인슐린 농도에 혈당이 끼치는 영향은 23% 밖에 되지 않는다고 하니[2], 혈당 지수가 낮은 음식만 찾아 먹는다고 안심할 수는 없습니다. 그 외의 다양한 요인들을 하나씩 점검해서 생활 습관을 교정해야만 일시적인 감량이 아닌 평생 살찌지 않는 몸으로 변화시킬 수 있습니다. 해당 내용은 Part 3와 4에서 더욱 자세히 다루도록 하겠습니다.

| 피해야 할 탄수화물 |
단 음료, 설탕, 빵, 케이크, 면류, 시리얼, 과자, 사탕, 떡, 당도 높은 과일

2 | 공복을 길게 유지하세요

우리가 음식을 섭취하지 않을 때 우리 몸은 저장된 글리코겐을 분해하여 에너지로 활용하기 시작합니다. 즉, 공복이 길면 길수록 글리코겐이 많이 활용되어 그 이후 식사할 때 바로 지방으로 저장하지 않고 글리코겐으로 먼저 저장하게 되는 것입니다. 간은 대략 24시간 동안 에너지를 공급할 만큼 글리코겐을 저장하기 때문에 공복 시간에 따라 글리코겐 저장고가 어느 정도 비었는지 예상할 수 있어요. 그리고 글리코겐 저장고가 거의 비면 지방을 에너지로 쓰기 때문에 체지방 연소도 원활하게 이루어집니다.

3 | 과도한 단백질 섭취를 피하세요

과도한 양의 단백질은 포도당 신생합성이라는 과정을 통해 포도당으로 변환되기 때문에 혈당을 높이고 인슐린 분비를 자극할 수 있습니다. 특히 유청 단백질과 우유 단백질 카세인과 같은 유제품이 빵보다도 더 인슐린 분비를 자극한다는 연구 결과가 있습니다.[3]

그뿐만 아니라 우유에는 유당이라는 당질이 있는데 이 또한 혈당을 높일 수 있습니다.[4]

단백질 섭취량은 개인마다 다르지만, 일반적으로 체중 1kg당 1g 섭취가 권장되고 있으며 이는 음식의 무게가 아닌 순수 단백질의 무게이니 이 부분 주의해주세요. 한 덩이의 스테이크가 100g이라고 해서 100g 모두 단백질은 아니고(때에 따라 다르지만), 이중 약 30g이 단백질입니다. 또한 어린이, 임산부, 노약자의 경우는 조금 더 많은 양의 단백질 섭취가 필요합니다.

저탄수화물 식단을 할 때 탄수화물이 줄어든 비율에 따라 단백질과 지방의 비율을 늘려야 하는데, 이 경우에 단백질의 비율을 너무 과도하게 늘리면 포도당으로 변환되어 잉여 에너지로 축적될 수 있습니다. 보통 하루 100g 이하의 단백질 섭취를 권장합니다. (단, 음식 자체의 무게가 아니라 순수 단백질 무게를 의미합니다.)

4 | 천연발효 사과식초를 식사와 함께 드세요

천연발효 사과식초(천연발효 식초라면 종류는 크게 상관없으나, 사과식초에 펙틴이라는 수용성 식이섬유가 함유되어 있어 보통은 사과식초를 권합니다)를 고탄수화물 식사와 함께 섭취하면 식후 혈당이 과도하게 올라가는 것을 방지해준다는 연구 결과가 있습니다. 한 연구에서 참가사들이 고탄수화물 식사와 함께 2스푼(28㎖)의 식초를 함께 섭취했더니 인슐린 수치를 낮추는 데 효과가 있었습니다.[5]

다만, 주정을 이용해 급속도로 발효시킨 식초가 아닌 반드시 첨가물이 들어 있지 않은 천연발효 사과식초를 섭취해야 식초의 유익한 효과를 기대할 수 있습니다.

5 | 수용성 식이섬유를 섭취하세요

수용성 식이섬유는 물에 녹는 식이섬유로 위장 속 음식물을 오래 머물게 해 포만감을 유지해줄 뿐만 아니라 혈당이 서서히 상승하게 하여 인슐린이 한꺼번에 많이 분비되는 것을 방지해주는 역할을 합니다. 사과나 레몬과 같은 과일 또는 미역과 다시마와 같은 해조류, 그리고 아마씨 등에 많이 함유되어 있습니다.

| **수용성 식이섬유가 많이 들어 있는 식품** |

해조류, 버섯, 양파, 강낭콩, 아마씨, 사과, 레몬, 키위

과도한 인슐린 분비를 예방하는 식사법

첫 번째, 정제 탄수화물 피하기

두 번째, 공복을 길게 유지하기

세 번째, 과도한 단백질 섭취 피하기

네 번째, 식사 때 천연발효 사과식초 섭취하기

다섯 번째, 수용성 식이섬유 섭취하기

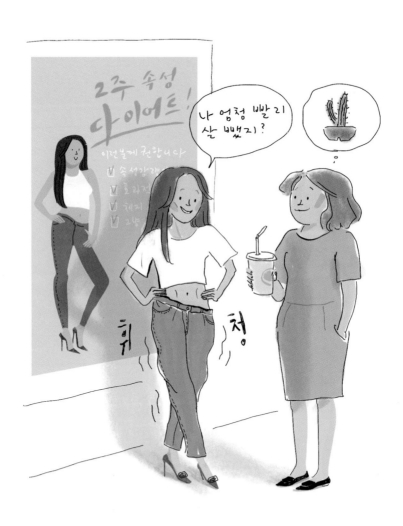

Chapter 2

만성탈수가 당신을
살찌게 한다

현대인들은 만성탈수에 시달리고 있습니다. 하지만 수분이 우리 몸에 얼마나 큰 영향을 미치는지 잘 모르기에 대다수는 수분의 중요성을 간과하고 있습니다. 물을 많이 마시라는 말은 어디를 가도 쉽게 들을 수 있지만, 건강과 다이어트에 얼마나 밀접한 관계가 있는지 잘 모르기 때문에 그 중요성을 잊게 되는 것이죠. 이 장에서는 수분이 우리 몸에 어떤 기능을 하며, 성공적인 체중 감량을 위해서 수분이 얼마나 중요한지 자세히 다뤄볼 예정입니다. 또한 수분과 떼려야 뗄 수 없는 관계인 소금과의 관계까지 살펴보고, 저염식 다이어트 식단을 당장 멈춰야 하는 이유도 다뤄보겠습니다.

2주 만에 6kg 빼는 속성 다이어트 해도 될까?

단 2주 만에 6kg이 쏙 빠진다는 광고를 보면 누구라도 관심이 갈수밖에 없습니다. 실제로 주변에서 엄청난 효과를 보기도 하니 여름휴가나 중요한 약속을 앞두고 충분히 유혹될 만합니다. 그런데 과연 단기간에 이렇게나 많은 체지방이 감량될 수 있을까요?

사실 이러한 방식의 다이어트는 대부분 이뇨 작용을 통해 몸속에서 수분을 배출시키는 것이지 체지방이 감량된 것이 아니에요. 아무래도 즉각적인 효과가 나타나야 사람들이 관심을 갖기 때문에 이러한 다이어트 방법이 인기를 끄는 것입니다. 다이어트에 늘 여유라는 것은 존재하지 않으니까요. 그런데 수분이든 체지방이든 어찌 되었든 간에 체중만 감량되었으면 좋겠고, 슬림해 보이기만 하면 좋겠다고 이런 다이어트를 서슴없이 시작할 생각인가요? 앞으로 다룰 내용을 보고 나면 그 생각이 180도 바뀔 것입니다.

우리 몸의 70%는 수분으로 이루어져 있다

2주 만에 6kg을 빼는, 이른바 속성 다이어트는 한마디로 우리 몸을 사막처럼 바싹 '말린 몸'으로 만드는 것입니다. 숱한 다이어트로 몸도 마음도 지쳐있다면 이런 다이어트는 절대 하면 안 됩니다. 왜냐하면 우리 몸에서 과도한 수분을 배출시켜 탈수 증상을 일으키는 다이어트는 궁극적으로 우리 몸을 살이 더 찌는 체질로 만들어 앞으로의 체중 감량을 더욱 어려워지게 만들기 때문입니다. 즉, 평생 살찌지 않는 체질이 아닌, 평생 다이어트를 해야 하는 몸을 만들게 되는 것입니다.

모든 문명은 물줄기를 따라 이루어집니다. 물에 생명이 있고 생명은 곧 물입니다. 지구의 70%가 물로 이루어져 있고 인간의 몸도 지방을 제외한 몸무게의 약 70%가 물로 이루어져 있습니다. 인간은 갓 태어나면 지방을 제외한 무게의 약 80%를 수분이 차지하고 있으며 시간이 흐름에 따라 서서히 감소하다 사망 시에는 수분 함량이 약 45%밖에 남지 않는다고 합니다. 즉, 어린아이의 체수분 함량은 중년의 체수분 함량보다 당연히 훨씬 더 높겠죠. 이처럼 우리 몸의 수분 감소 과정을 노화의 과정으로도 볼 수 있고, 높은 체수분은 젊음을 상징합니다.

　온갖 좋은 음식과 영양제를 남보다 열심히 챙겨 먹었음에도 진정한 건강을 되찾을 수 없었던 이유가 만성탈수 때문일 수 있습니다. 그만큼 수분은 체중 감량과 건강을 위한 가장 기본적이고도 핵심적인 요소입니다. 우리 몸에는 약 60조 개의 세포가 있고, 이러한 60조 개의 세포 덩이리가 바로 우리 몸 전체를 이루는 것입니다. 그런데 체수분이 부족해지면 혈액량이 줄어들고 혈액순환이 잘 안되게 되어 세포에 원활한 영양공급이 힘들어지고, 몸속에 노폐물이 쌓이게 됩니다.

　메말라가는 강물을 한번 떠올려 봅시다. 가뭄이 들어 강물이 메마르면 주변에 있는 생물도 자라기 힘들 것이고, 물도 잘 흐르지 않

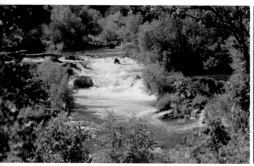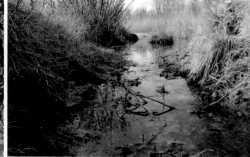

아 정체되는 곳도 많아져 물이 맑지 못하겠죠. 강물이 충분히 잘 흘러야 주변 생물도 잘 자라나고 물도 맑고 깨끗할 것입니다.

우리 몸도 생명의 근원인 물이 부족하면 체내 수분 부족으로 인해 산소와 영양을 전달하는 기능이 떨어져 무기력하거나 어지러운 증상 등 각종 문제를 겪게 됩니다. 즉, 우리 몸에 좋다는 온갖 보약을 다 챙겨 먹어도 체내 수분이 부족하면 이를 흡수, 이동, 대사시키기 어렵기 때문에, 신체 수분 관리는 건강을 위한 가장 기본 조건입니다.

혈관으로 이어진 우리의 몸을 물줄기를 따라 형성된 마을에 비유해 볼게요. 이 마을에서는 모든 물질이 물을 통해 운반됩니다. 만약 마을 한쪽에서 열심히 농사지어 수확한 곡식을 다른 쪽으로 보내려고 배를 띄워 보냈는데 강물이 메말랐다면 도통 움직이기 어렵겠죠. 즉, 여러분이 아무리 좋은 음식과 영양제를 먹더라도 몸이 만성탈수로 인해 메말랐다면, 혈액순환 또한 원활하게 이루어지기 힘들고 영양소 전달이 온몸으로 골고루 이루어지기 어려울 것입니다. 소장에서 흡수된 영양소가 혈액을 통해 온몸으로 순환하며 세포로 전달되어야 하는데, 운반 시스템인 물이 메말라서 잘 전달되지 않는 것입니다.

수분이 부족하면 배가 불러도 계속 먹는다

혹시 배는 부른데 계속해서 무언가 끊임없이 먹고 싶었던 적이 있었나요? 한 끼 식사를 충분히 했는데도 여전히 입이 궁금해서 달콤한 디저트를 찾게 되는 경험을 해본 적 있으시죠? 사실 철저히 배가 고플 때만 무언가를 섭취한다면 체중이 고민거리가 될 일은 없을 것입니다. 내 몸에서 필요한 만큼만 섭취한다면 섭취한 음식은 에너지로 모두 활용될 것이고, 여분의 음식이 지방으로 쌓이는 일도 없을 테죠. 하지만 대다수는 계속해서 무언가를 먹고 싶은 욕구로 인해 과잉 칼로리를 섭취하고, 이로 인해 결국 체중이 증가합니다.

우리 몸은 약 60조 개의 세포로 이루어져 있고, 이러한 세포 전체가 모여 우리 몸을 이룹니다. 인간은 음식을 먹어야 에너지를 내서 활동하고 생존할 수 있는 것처럼, 우리의 몸을 이루는 가장 기본 단위인 세포 또한 영양소를 통해 생명 활동에 필요한 에너지를 낼 수 있습니다. 결국 우리가 음식을 먹는 이유는 가장 기본 단위인 세포에 영양소를 전달하기 위함입니다. 그런데 만약 우리 몸이 만성 탈수로 인해 혈액의 농도가 높아져 혈액순환이 잘 이루어지지 않는다면 섭취한 영양소가 세포로 잘 전달되지 않을 것입니다.

즉, 우리는 입을 통해 계속해서 음식을 섭취하지만, 영양소가 필요한 세포로 잘 전달되지 않아서 세포는 계속해서 영양소를 전달해달라고 아우성을 치게 되는 것이며, 이것이 결국 우리가 먹어도 먹어도 무언가를 먹고 싶은 근본적인 원인입니다. 그래서 비만은 실제 세포 단에서는 영양실조 상태를 뜻합니다.

밥, 빵, 면과 같은 탄수화물 음식을 섭취하면 소화 작용을 통해 가장 작은 단위인 포도당으로 분해되고, 소장에서 흡수되어 간을 거친 후 온몸으로 순환하게 됩니다. 만약 원활한 혈액순환이 이루어지지 않는다면 식사를 하고 나서 영양소를 제대로 공급받지 못한 세포들은 계속해서 영양소를 공급해달라고 아우성을 치게 될 것입니다. 섭취한 음식이 소장을 통해 흡수되었지만, 실제로 온몸의 세포 단으로 잘 전달되지 않은 상황이죠.

이때 달콤한 디저트를 더 섭취한다면 필요 이상으로 들어오는 과도한 포도당이 혈액을 끈적끈적하게 만들어 몸에 문제가 발생하기에 간과 췌장은 열심히 일하게 됩니다. 당을 지방으로 저장해서 혈액 내 과도한 당이 떠돌지 않게 하는 것이죠. 그래서 과도한 탄수화물 섭취로 인한 지방간이 발생할 수 있고 복부에 지방이 많이 쌓이게 되는 것입니다. 우리가 너무나도 싫어하는 뱃살은 온몸으로 과도한 양의 당이 떠돌지 않게 간과 췌장이 열심히 우리를 위해 일을 한 결과물인 것이죠.

앞서 비유한 마을 이야기를 해보겠습니다. 마을 한쪽에서 수확한 곡식을 마을 반대편으로 보내려고 배에 띄웠는데, 강물이 메말라서 매우 천천히 곡식이 이동한다고 생각해봅시다. 마을 반대편에서는 곡식을 전달받지 못했다고 계속해서 곡식을 보내 달라고 아우성을 칠 테고, 그 메시지를 전달받은 마을은 계속해서 열심히 곡식을 배에 띄워 보낼 테죠.

결과적으로 필요 이상으로 과도한 양의 곡식이 전달될 것이기에 남아도는 곡식은 마을 이곳저곳에 여분으로 쌓여있게 되는 현상이 발생하게 됩니다. 애초에 물이 충분히 있어서 원활하게 곡식이 전달되었으면 곡식이 많이 쌓일 일도 없이 필요한 만큼만 잘 전달되었을 것입니다. 마찬가지로 우리 몸에 수분이 충분하여 혈액순환이 잘 된다면 세포에 영양소 전달이 잘 되어 필요 이상으로 음식 섭취를 하지 않게 될 것이고, 지방으로 저장되지도 않을 것입니다.

건강을 되찾고 싶어 고가의 영양제를 다양하게 챙겨 먹어도 쉽게 효과를 보지 못하는 이유가 만성탈수일 수 있습니다. 우리 몸의 근본적인 운반시스템인 혈액을 수분 부족으로 메마르게 한다면 영양제 속 영양소가 세포에 잘 전달되지 않을 것 입니다. 즉, 영양소가 잘 운반될 수 있는 몸을 만드는 것이 가장 우선시 되어야 하고, 이것이 바로 고가의 영양제 효과를 배로 늘리는 방법입니다.

충분한 수분 보충을 통해 원활한 혈액순환을 돕는 것은 기본 중의 기본입니다. 하지만 몸속 수분은 운반시스템이지 물건 자체는 아닙니다. 앞서 비유한 마을에 운반이 아무리 잘 되더라도 애초에 썩은 곡식을 보낸다면 그 마을 사람들은 병들고 말겠죠. 마찬가지로 우리 몸도 충분한 수분 보충은 기본이지만, 좋은 음식 섭취를 통해 온몸으로 좋은 영양소를 전달하는 것이 동반되어야 합니다. 세포에 필요한 영양소가 충분하지 않은 음식을 섭취한다면 아무리 혈액순환이 잘되어도 세포는 영양실조 상태가 될 것이고, 충분한 영양소가 공급되지 않는다면 먹어도 먹어도 자꾸만 무언가 먹고 싶은 증상이 나타날 것입니다.

즉, 여러분이 어떤 음식을 섭취하는지를 함께 신경 써야 세포도 좋은 영양소를 전달받아 건강을 유지할 수 있으며 충분한 포만감을 느낄 수 있는 것입니다.

한 가지 중요한 점은 무작정 물만 많이 마시는 것이 오히려 몸에 무리를 줄 수 있는데, 몸에 도움이 되는 정확한 수분 섭취 방법을 다음에서 자세히 다뤄보겠습니다.

러브에코
동영상

하루 물 2ℓ를 마셔도
내 몸을 바싹 말리는 저염식

WHO(세계보건기구)에서 권장하는 하루 물 섭취량은 약 2ℓ 정도인데요. 맹물을 하루 2ℓ씩 챙겨 마시기란 영 쉬운 일은 아닐 테지만, 만약 잘 챙겨 마신다고 해도 과연 만성탈수 상태인 현대인들에게 충분한 수분 보충이 될 수 있을까요? 만약 WHO에서 권장하는 건강한 식사법인 하루 소금 권장량 5g을 따른다면 체내 수분 보충이 충분히 될 수 없습니다.

우리 몸의 수분은 세포 안에 있는 수분을 의미하는 세포내액과 세포 밖에 있는 수분을 의미하는 세포외액으로 구분합니다. 세포외액은 세포내액보다 10배 이상 나트륨(염분) 농도가 높은 일정한 삼

투질 농도로 유지가 되는데, 만약 한순간 과도한 수분 섭취를 하여 세포외액의 나트륨 농도가 낮아지면 세포 내로 물 분자가 이동하여 세포가 부풀어 오르게 됩니다.

평소에 우리 몸은 이를 방지하기 위해 체액의 염도를 맞추는 작용을 합니다. 즉, 저염식을 하거나 단식 등 충분한 염분 보충 없이 물만 마시면 인체는 체액의 염도인 0.9%를 맞추느라 이뇨 작용을 통해 수분을 소변으로 배출하게 됩니다. 즉, 물을 아무리 열심히 마신다고 하더라도 염분 보충이 되지 않는다면 체액의 염도를 맞추기 위해 이뇨가 심해지고, 더욱 심각한 것은 소변을 통해 나트륨이 손실되기에 탈수 증상이 더 심해질 수 있다는 것입니다. 즉, 만성탈수 증상을 개선하기 위해 마시는 하루 2ℓ의 물이 오히려 탈수를 유발할 수도 있는 것입니다. 여기에 커피와 녹차 등 이뇨 작용을 유발하는 음료를 마시면 더욱 탈수가 심해집니다. 하루 2ℓ의 물을 열심히 챙겨 마시면서 끊임없이 화장실을 들락날락한다면, 이처럼 마신 물이 지속해서 내 몸에서 빠져나가는 탈수 작용이 일어나고 있다고 보면 됩니다.

그렇다면 어떻게 만성탈수 증상을 해결하고 생명과 젊음을 의미하는 물을 우리 몸에 잘 채울 수 있을까요? 그 핵심은 바로 소금에 있습니다. 물 2ℓ를 마시면서 WHO에서 권장하는 1일 소금 섭취량 5g(나트륨 2g)을 섭취하면 체액 염도 0.9%의 균형을 맞추기 어려우니, 이 균형을 맞추려면 하루 약 18g의 소금을 섭취해야 한다는 계산이 나옵니다.[6]

물론 절대적인 양은 다른 식사 및 생활 방식에 따라 다르겠지만, 저염식을 하면 단순히 하루 권장량의 수분을 섭취하면 절대 적절한 체내 수분 보충이 이루어지지 않고, 오히려 체액의 염도를 맞추기 위해 탈수가 유발될 수 있습니다. 특히, 이뇨 작용을 유발하는 칼륨의 섭취가 높은 채식 위주 식사를 하거나 커피나 녹차와 같은 카페인 음료를 즐겨 마신다면 더욱더 간간하게 식사해야 탈수 증상을 막을 수 있습니다. 각종 나물에 소금으로 간해서 먹은 우리 선조들의 지혜를 여기서 엿볼 수 있습니다.

저탄수화물 식사와 간헐적 단식을 하면 인슐린 분비가 줄어들기 때문에 소금을 더욱 적극적으로 섭취해야 합니다. 인슐린은 나트륨이 소변을 통해 배출되지 않고 재흡수되면서 체내 전해질 균형을 맞추는 기능도 수행하는데, 인슐린 분비가 줄어들면 나트륨 재흡수가 어려워지고, 이에 따라 수분과 함께 나트륨이 소변으로 배출되어 탈수 증상이 일어날 수 있기 때문입니다.

**저탄수화물 식사 / 간헐적 단식 → 인슐린 분비 저하 →
나트륨 재흡수 저하 → 소변으로 수분과 나트륨 배출 →
탈수 유발**

　더운 날씨에 외부에서 장시간 활동을 하거나 운동으로 인해 땀을 많이 흘릴 때도 땀으로 배출된 염분을 충분히 보충하면서 수분을 섭취해야 탈수 증상을 막을 수 있습니다. 만약 평소 간간하게 일반식을 먹는다면 염분 보충보다는 수분 보충에 더욱 신경을 쓰면 됩니다. 물과 소금은 떼려야 뗄 수 없는 관계이고, 이 모든 것은 균형입니다. 소금이 부족한 저염식을 하면서 물만 지나치게 마셔도 문제가 될 수 있고, 물 섭취는 부족한 상태에서 과도하게 염분 섭취만 해도 문제가 될 수 있습니다.

　'그래서 도대체 소금을 얼마나 섭취해야 적절한 건데?'라고 물으실 수 있습니다. 하지만 그 정답은 여러분 자신만이 알 수 있습니다. 각자의 몸 상태, 식습관, 생활 방식에 따라 모두 다 다릅니다. 다만 여러분에게 제안할 수 있는 것은 소금과 물은 각자 떼어내서 생각할 수 없기에 저염식 혹은 수분 손실이 되는 식습관과 생활 습관을 가진 분이라면 탈수 증상을 단순히 수분 섭취만으로 막을 수 없다는 것입니다. 각자 본인만의 생활을 점검해서 소금 섭취를 적당히 늘려 젊음의 상징인 체수분을 늘려 보세요.

러브에코
동영상

소금 부족은 인슐린 저항성과 비만을 부른다

올해는 무조건 살을 빼리라 다짐하며 큰맘 먹고 PT를 등록했더니 트레이너 선생님이 친절하게 식단까지 짜주십니다. 철저한 저염식으로 닭가슴살, 고구마, 토마토, 샐러드가 주 식단을 이룹니다. 그런데 며칠이 지나자 밍밍한 저염식을 도저히 유지하기 힘들고 김치찌개가 눈물 나게 그립습니다. 몸에 부기는 빠지는 것 같아 확실한 다이어트 식단임은 의심의 여지가 없는데, 문제는 저염식을 하면 할수록 점점 더 떡볶이와 달달한 빵이 눈물 나게 그립다는 것이죠. 결국, 참다못해 떡볶이를 먹고 다음 날 띵띵 부은 얼굴을 맞이하며 후회와 다짐을 반복합니다.

　단 2주 만에 확실한 효과를 내서 한때 한국 여성들 사이에 큰 붐을 일으켰던 덴마크 다이어트도 대표적인 무염 식단입니다. 염분 섭취를 안 하니 체내 수분이 배출되고 초반에 급격한 체중 감량이 일어나기 때문에 매력적일 수밖에 없는 식단입니다. 그런데 문제는 이러한 무염 혹은 저염 식단이 초반에 수분 감소로 인한 즉각적인 체중 감량을 일으킬지는 몰라도 장기적으로는 절대 다이어트에 도움이 되지 않는다는 사실입니다. 진짜 제대로 된 다이어트는 체수분 배출이 아니라 체지방 감소가 일어나야 합니다. 그러면 저염식이 과연 체지방 감소에 어떤 영향을 주는지를 살펴봅시다.

　다이어트를 위해 저염식을 해야 한다는 상식과 정반대로 오히려 소금을 너무 적게 섭취하면 점점 더 살찌는 몸이 될 수 있습니다. 수 많은 연구 논문에 저염식은 인슐린 저항성을 증가시키고, 인슐린 저항성은 체중 증가와 매우 큰 연관이 있다고 기록되어 있습니다.

　건강한 성인을 대상으로 진행한 연구에서 각 참가자에게 7일간의 저염식과 7일간의 고염식을 무작위 순서로 진행하였는데, 저염식은 인슐린 저항성을 증가시키는 것과 관련이 있다고 밝혀졌습니다.[7]

혈중 인슐린이 증가하면 콩팥의 염분 배설이 억제되기 때문에 소금 섭취를 제한하면 우리 몸은 소금을 몸 속에 붙잡아 두기 위한 방어기제로 인슐린 수치를 증가시킬 수 있고, 저염식이를 지속할수록 인슐린 저항성이 증가할 수 밖에 없는 것입니다.

**과도한 소금 섭취 제한 → 인슐린 수치 증가 →
이 현상이 지속될 때 → 인슐린이 끊임없이 분비 →
인슐린 저항성 증가**

인슐린 저항성이 발생하면 에너지로 활용할 수 있는 포도당을 세포 안으로 원활하게 전달하지 못하게 됩니다. 따라서 세포 속으로 들어가지 못한 포도당으로 인해 혈당이 높은 상태에서 정상화되지 않으니 더 많은 인슐린이 분비되어 세포 속으로 포도당을 밀어 넣으려고 합니다. 만성적으로 높아진 인슐린 수치는 저장된 지방을 가둬서 이것을 필요로 하는 세포가 이용할 수 없게 만들고, 체지방 감소가 더욱더 어려운 몸이 됩니다. 또한 인슐린 수치가 높으면 탄수화물 외에 다른 에너지는 효율적으로 활용할 수 없기에 더 많은

◆ 소방 분야

강좌명	수강료	학습일	강사
소방기술사 1차 대비반	620,000원	365일	유창범
[쌍기사 평생연장반] 소방설비기사 전기 x 기계 동시 대비	549,000원	합격할 때까지	공하성
소방설비기사 필기+실기+기출문제풀이	370,000원	170일	공하성
소방설비기사 필기	180,000원	100일	공하성
소방설비기사 실기 이론+기출문제풀이	280,000원	180일	공하성
소방설비산업기사 필기+실기	280,000원	130일	공하성
소방설비산업기사 필기	130,000원	100일	공하성
소방설비산업기사 실기+기출문제풀이	200,000원	100일	공하성
소방시설관리사 1차+2차 대비 평생연장반	850,000원	합격할 때까지	공하성
소방공무원 소방관계법규 문제풀이	89,000원	60일	공하성
화재감식평가기사·산업기사	240,000원	120일	김인범

◆ 위험물·화학 분야

강좌명	수강료	학습일	강사
위험물기능장 필가+실기	280,000원	180일	현성호,박병호
위험물산업기사 필가+실기	245,000원	150일	박수경
위험물산업기사 필가+실기[대학생 패스]	270,000원	최대4년	현성호
위험물산업기사 필가+실기+과년도	350,000원	180일	현성호
위험물기능사 필가+실기[프리패스]	270,000원	365일	현성호
화학분석기사 실기(필답형+작업형)	200,000원	60일	박수경
화학분석기능사 실기(필답형+작업형)	80,000원	60일	박수경

정제된 탄수화물 섭취를 갈망하게 됩니다. 정제 탄수화물은 결국 더 많은 인슐린 분비를 촉발하고 이러한 악순환이 지속되면 비만의 늪에서 헤어나올 수 없습니다.

소금 섭취와 인슐린 저항성의 연관성 외에 다른 연구를 살펴봅시다. 한 연구에서는 칼로리를 태우는 좋은 '갈색 지방' 조직의 활동이 저염식으로 인해 감소했다는 것을 발견했습니다. 갈색 지방은 백색 지방과 반대로 스스로 열을 내어 백색 지방을 에너지로 연소시키고 신진대사를 활발하게 도와준다고 밝혀져 큰 주목을 받은 바 있습니다. 즉, 저염식이가 인체의 기초대사율을 낮출 수 있고, 체중 감량에 도움이 되지 않는다는 것을 의미합니다.[8]

또한 정상 체중과 혈압을 가진 147명을 대상으로 한 연구에서 소금 제한은 인슐린, 요산, LDL 및 총콜레스테롤 수치를 증가시켰다고 밝혔습니다. 이는 단순히 체중을 넘어서서 주요 건강 지표에도 저염식이 좋지 않은 영향을 미친다는 의미입니다.[9]

저염식 초반에 발생하는 체내 수분 배출로 인한 즉각적인 효과에 현혹되어 닭가슴살, 고구마, 샐러드만 먹는 저염식의 유혹에 빠지면 안됩니다. 음식에 적절히 소금 간을 하여 맛있게 즐겨야 장기적인 체중 감량에도 훨씬 효과적입니다. 사실 저염식은 보디빌더들이 대회를 앞두고 근육을 선명하게 드러내기 위해 몸에서 수분을 배출시키는 단기 식단이며, 이는 절대 일반인들이 따라 해서는 안 되는 식단입니다.

이제는 가짜 체중 감량인 수분 배출에 현혹되면 안됩니다. 더욱 건강하게 장기적인 체중 감량을 원한다면 소금을 두려워하지 마세요.

커피는 다이어트에 도움이 될까?

다이어터들이 입이 심심할 때마다 안심하고 즐겨 마시는 아메리카노는 과연 다이어트에 도움이 될까요? 커피를 마시면 식욕이 더 잘 조절되는 것 같고, 운동할 때 마시면 기운이 더 나서 지방을 활활 태우는 듯한 느낌이 들기도 합니다. 게다가 칼로리도 거의 없는 아주 고마운 음료이지요.

실제 커피의 카페인은 교감신경을 자극해 대사를 증진하여 체중 감량에 도움을 줄 수 있습니다. 이러한 대사 증진 효과 때문에 카페인을 체중 감량 보조제에 사용하기도 합니다. 그런데 대사를 의미 있을 만큼 끌어올리기 위해서는 상당히 많은 양의 카페인이 필요합니다. 한 연구에 의하면, 체중 1kg당 10mg의 카페인을 섭취해야 대사율이 13% 상승했으며, 이는 68kg 체중의 성인의 경우 680mg의 카페인을 섭취해야 함을 의미합니다. 결국 약 8잔(200mL/1잔)의 커피를 마셔야 한다는 것인데, 하루 8잔의 커피는 상당히 많은 양입니다.[10] 이러한 많은 양의 카페인 섭취로 인해 수면 부족이 발생할 수 있으며, 지속적인 교감신경 자극은 스트레스 호르몬 상승을 유발하여 달고 자극적인 음식을 갈망하게 만듭니다.

즉, 과도한 카페인 섭취는 오히려 체중 증가를 불러일으킵니다. 달달한 음료수를 피하고 밀려오는 간식의 욕구를 이겨내기 위해 설탕이 무첨가된 아메리카노를 한 잔 즐기는 것은 다이어트에 도움이 되겠지만, 체중 감량을 목적으로 커피를 입에 달고 사는 것은 오히려 역효과를 낳을 수 있습니다.[11, 12, 13]

또한 과도한 카페인 섭취는 이뇨 작용을 유발해 우리 몸에 탈수 작용을 일으킬 수 있습니다. 이를 막는 한 가지 팁을 알려드리자면 커피에 소금을 살짝 첨가해 마시는 것입니다. 이는 커피로 인한 탈수 작용을 막는 데 도움이 됩니다. 소금은 될 수 있으면 정제된 소금보다는 각종 미네랄이 함유된 천일염을 추천합니다.

똑똑한 카페인 섭취법

NO! 하루 3잔 이상의 아메리카노

OK! 하루 한 잔의 아메리카노

Best! 아메리카노에 소금 첨가!

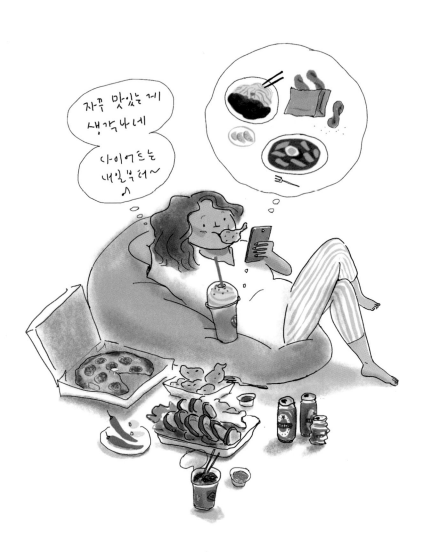

Chapter 3

멈출 수 없는 식욕은
굶주린 세포의 아우성이다

자동차에 연료가 공급되어야 운행할 수 있듯 우리도 음식을 통해 살아가는데 필요한 에너지를 얻습니다. 그런데 이상하게도 자동차에 연료가 가득차면 더는 주유를 하지 않는데, 우리는 필요한 음식이 가득 찼음에도 불구하고 계속해서 음식을 섭취합니다. 그래서 남아도는 음식은 지방의 형태로 온몸에 저장되는 것이죠. 도대체 왜 이런 현상이 발생하는 것일까요? 살아가는데 필요한 에너지 공급을 위해서 음식을 섭취하는 것이라면, 에너지가 충족될 만큼 섭취한 후에는 음식 섭취를 멈춰야 하는 게 정상인데 말이죠.

만약 자동차 연료통에 구멍이 생겼다면 주유를 했음에도 불구하고 새어나가는 연료로 인해 주유 등이 꺼지지 않는 상황이 발생할 것입니다. 이런 상황에서 우리는 연료를 채우기 위해 계속해서 주유하게 될 것이고, 새어 나오는 연료로 인해 아마도 차량에 문제가 발생하겠죠. 이처럼 우리 몸도 아무리 음식을 잘 먹어도 세포로 영양소가 잘 전달되지 않는다면, 계속해서 무언가를 먹고 싶은 느낌이 들 것입니다. 또한 세포로 전달되지 못한 음식은 에너지로 연소되지 못하고 우리 몸 이곳저곳에 쌓여 다양한 문제를 일으키게 되겠죠. 결국 비만은 우리 몸에 과잉 에너지가 이곳저곳에 축적된 상황이지만 실제로 세포 단에서는 영양실조 상태인 것입니다.

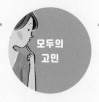
먹어도 먹어도 궁금한 입

마음껏 먹어도 10kcal 밖에 안되는 신개념 곤약 젤리가 출시되자 배고픔에 눈물을 흘리던 수많은 다이어터들이 환호를 했습니다. 곤약은 물에 불어나는 성분이 있어서 위를 가득 채워주니 포만감이 있을 뿐만 아니라 설탕 대신 칼로리가 거의 없는 대체 감미료로 단맛까지 더했으니 이보다 더 좋은 식품이 있을까 싶습니다. 더 이상 고픈 배를 움켜쥐고 괴로운 다이어트를 할 필요가 없게 된 거죠. 이것만 있으면 평생의 숙제였던 다이어트가 단번에 해결될 것만 같습니다.

그런데 문제는 아무리 곤약 젤리로 배를 채워도 자꾸만 무언가가 먹고 싶은 느낌이 드는 것입니다. 이미 꽉 찬 배에 음식을 또 밀어 넣으니 소화는 잘 안 되어 더부룩하고 죄책감은 배가 되어 돌아옵니다. 도대체 왜 배가 부른데도 불구하고 무언가 자꾸 먹고 싶은 것일까요?

음식은 입이 아니라 장으로 먹어야 한다

맛있는 음식을 먹는 것은 참 즐거운 일이죠. 사실 음식 먹는게 즐겁게 느껴지지 않았다면 아마도 인류가 지금까지 생존하기 어려웠을 것입니다. 우리는 에너지를 얻고 생명 활동을 하기 위해 음식을 섭취합니다. 즉, 맛있는 음식을 즐기는 것은 생존을 위해 잘 설계된 본능이라고 볼 수 있습니다.

그런데 우리가 입으로 음식을 삼켜도 아직 그 음식을 진짜로 먹은 게 아니라는 것을 알고 계시나요? 이게 무슨 뚱딴지같은 말이냐고요? 음식을 입으로 섭취하면 식도를 통해 위로 내려가 소장에 도달합니다. 여기까지는 사실 모두 몸 밖이라고 볼 수 있어요. 만약 우리가 흡수할 수 없는 물질을 섭취했다면 대장으로 내려가 대변으로 배설하겠죠. 그러면 실제 해당 물질은 우리 몸에 흡수되지 않고 먹어도 먹은 것이 아니게 된 셈이죠.

앞서 언급한 다이어트 식품으로 유명한 곤약은 글루코만난이라는 수용성 식이섬유인데, 점성이 높아 빠른 포만감을 주는 대신 소장의 상피세포는 통과하지 못하기 때문에 우리 몸에 흡수되지 않아 살찔 염려가 없다고 알려져 있습니다. 다이어트를 위해 어느 정도 곤약의 도움을 받는 것이 나쁜 방법은 아니겠지만, 그래도 필요한 영양소가 충분히 보충되지 않는다면 곤약은 그저 잠시 장을 거쳐 갈 뿐, 분명히 밀려오는 식욕을 견디기 어려울 것입니다.

좋은 음식을 잘 먹어야 건강하다는 것을 모르는 사람은 당연히 없을 것입니다. 충분한 영양소를 섭취해야 면역력도 높아져 각종 질병으로부터 멀어질 수 있어요. 그런데 진짜 건강해지려면 사실 입으로 섭취한 영양소가 세포까지 전달이 되어야만 세포가 건강해지고 그 세포들의 합인 우리 몸이 건강해질 수 있는 것입니다. 우리 몸은 결국 세포 덩어리이니까요.

즉, 입으로 음식을 섭취하여 세포로 영양소를 잘 전달하기 위해서는 소화 작용이 가장 중요합니다. 그래서 건강을 위한 첫 번째 조건이 바로 '소화가 잘 되는 것'입니다. 아무리 좋은 음식을 다 챙겨 먹어도 소화가 잘 안 된다면 영양소를 흡수하지 못하고 다 몸 밖으로 배출되는 것이니까요. 어디 그뿐인가요? 소화가 안 되면 장 속에서 음식이 부패하여 유해균의 먹이가 되고 가스 유발 및 독소를 만들어냅니다.

실제로 음식을 섭취한 후 진짜 우리 몸속으로 음식이 들어오는 곳은 입이 아니라 소장입니다. 그전까지는 모두 몸 밖이죠. 입에서부터 식도를 통해 위까지는 소장에서 음식물을 잘 흡수할 수 있도록 잘게 부수는 임무를 수행하는 것뿐이죠. 소장의 주름 벽은 작은 융털로 이루어져 있는데 이곳은 작은 상피세포들로 이루어져 있어요. 이 세포를 통해 영양소가 흡수되어 혈액과 림프관으로 이동되고, 혈액순환을 통해 온몸에 영양소를 전달하게 되는 것입니다. 즉, 소장의 상피세포를 통과해야 음식의 영양소가 진짜 우리 몸에 들어오게 되는 것이죠. 그래서 우리는 음식을 입으로 먹지만 실제로는 장으로 먹는 것이에요.

그런데 이렇게 엄청나게 작은 소장의 상피세포에는 아무 물질이나 들어올 수 없어요. 탄수화물, 단백질, 지방 모두 가장 작은 단위로 분해되어야만 세포막을 통과할 수 있어요. 그래서 입에서 우리가 음식을 씹는 것으로부터 시작해 소장으로 내려오기까지 각종 소화 효소 및 연동 운동 등을 통해 음식이 가장 작은 단위로 잘게 분해되는 것입니다.

탄수화물은 가장 작은 단위인 포도당으로, 단백질은 아미노산으로, 지방은 글리세롤과 지방산으로 분해되어야만 소장의 상피세포를 통과할 수 있어요. 우리가 흔히 식이섬유는 우리 몸에 흡수되지 않아 살이 안 찌니 안심하고 먹어도 된다는 것이 바로 이 의미예요. 탄수화물의 일종인 식이섬유는 가장 작은 단위인 포도당으로 분해되지 않아 장의 상피세포를 통과하여 흡수되지 않고 대변으로 배설되거나 장내 세균의 먹이가 됩니다.

아무리 배가 불러도 소화가 잘 돼야 식욕이 멈춘다

만약 음식을 너무 급하게 먹거나 소화력이 많이 떨어진 상태라면 식사를 하고 더부룩한 상태가 오래갈 것입니다. 그런데 그렇게 더부룩한데도 불구하고 이상하게 디저트 배는 따로 있죠. 밥을 먹고도 자꾸만 달콤한 디저트나 음료가 생각납니다. 이러한 현상도 결국은 소화력이 떨어져 음식을 가장 작은 단위로 분해하는데 어려움이 생겨 흡수가 느려지기 때문입니다. 소화가 안되는데 더 먹고 싶은 이 얼마나 모순적인 상황입니까? 하지만 실제로 소화불량을 달고 사는 비만인들이 엄청 많습니다.

소화력이 떨어져 소장을 통한 음식 흡수가 느려지면 당연히 세포는 여전히 굶주린 상태이기 때문에 계속해서 세포의 빠른 에너지 공급원인 포도당을 달라고 아우성을 치게 됩니다. 그러면 자꾸만 달콤한 디저트나 잘게 갈아진 형태의 정제 탄수화물을 찾습니다. 왜냐하면 그런 음식은 이미 탄수화물의 작은 단위로 분해되어 있어서 소화력이 떨어졌더라도 소장에서 빠르게 흡수되어 혈액 속으로 전달되기 때문에 섭취하는 순간 반짝하는 에너지가 생기고 기분도 좋아지거든요.

그런데 이렇게 정제된 탄수화물 위주로 음식을 섭취하다보면 인체에서 필요한 양보다 훨씬 많은 포도당이 체내에 들어오기 때문에 지방으로 축적될 뿐만 아니라, 영양소의 불균형으로 소화 효소 또한 잘 분비되지 못해 더 소화력이 떨어지는 악순환을 겪게 됩니다. 이뿐만 아니라 세포는 다양한 영양소가 필요하기 때문에 정제 탄수화물 위주의 음식만 먹으면 다른 영양소를 더 공급해달라고 아우성을 칠 테죠. 그래서 점점 더 자주 먹고 과식하는 습관에 시달릴 수 있습니다.

결국 다양한 음식을 잘 소화시켜 필요한 영양소를 세포로 잘 전달해주면, 오히려 조금만 먹어도 만족감을 느낄 수 있고 비만을 예방할 수 있는 것입니다.

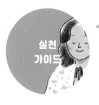

즉각적으로 소화력을 상승시키는 방법

그렇다면 소화를 잘 시키기 위해 여러분이 당장 실천할 수 있는 방법은 무엇일까요?

첫 번째, 음식을 천천히 꼭꼭 씹어서 삼켜야 합니다

그 무엇보다도 가장 중요합니다. 우리 몸의 자율신경계와 호르몬을 통해 일어나는 소화 작용은 본인의 의지로 당장 변화를 줄 수 있는 것이 아닙니다. 그러나 음식을 꼭꼭 씹는 것은 의지만으로도 가능합니다. 소장에 도달하기까지 음식을 최소단위로 잘게 부수는 것이 소화 작용의 목표이기 때문에 입에서부터 음식을 잘게 씹어서 삼킨다면 위의 부담을 줄일 뿐만 아니라 소화도 훨씬 잘 될 것입니다.

특히 탄수화물을 분해하는 소화 효소는 위에서 분비가 되지 않고 침에서 분비가 되며 소장에서 마지막으로 분비됩니다. 즉, 입에서 음식을 충분히 분해하지 않고 삼키면 위로 넘어가게 되고, 위는 이를 물리적인 힘을 가해서 분해해야 하므로 큰 부담이 됩니다. 예를 들어 옷에 얼룩이 졌는데 세제를 활용해 세탁하면 쉽게 얼룩이 빠지겠죠. 그런데 만약 세제가 없이 얼룩을 빼려면 손빨래로 열심히 비벼 빨아야 할 것입니다. 이처럼 위는 탄수화물을 분해하는 소화 효소가 없이 물리적으로 힘들게 소화를 시켜야 하는 상황이 발생합니다.

또한 음식을 천천히 씹으면 음식 먹는 속도가 느려져 과식을 방지하는 효과가 있어요. 포만감을 느끼게 하는 호르몬인 렙틴은 우리가 음식을 먹기 시작하고 20분 뒤에 분비되기 때문에 음식을 20분 이상 천천히 섭취하면 실제 섭취량도 줄어들어 체중 감량의 효과가 있을 뿐만 아니라 우리 몸속 소화 기관에 부담을 덜 주게 됩니다.

두 번째, 충분한 물과 염분 섭취를 해야 합니다

소화 효소인 아밀라아제가 잘 분비되려면 당연히 침이 잘 분비되어야 합니다. 침이 잘 분비되기 위해서는 몸에 수분이 충분히 있어야 하는데, 사람의 체액은 0.9%의 염도를 일정하게 유지하기 위해 이에 맞춰 갈증을 유발하기도 하고 이뇨 작용이 발생하기도 합니다. 만약 과도한 저염식을 한다면 체액의 염도가 낮아지는 것을 방지하기 위해 소변으로 수분이 배출될 것이고, 이러한 현상이 계속된다면 몸에 탈수 증상이 발생하게 될 것입니다. 탈수 증상이 발생하면 침이 잘 분비되지 않아 입이 바싹바싹 마르는 경험을 하게 될 것입니다. 즉, 과도한 저염식은 소화 작용을 어렵게 만듭니다.

세 번째, 즐거운 마음으로 좋아하는 음식을 드세요

음식을 상상하거나 보고 냄새를 맡기만 해도 입안에 침이 고이며 위에서 위액이 분비됩니다. 실제 좋아하는 음식의 자극으로 위액 분비량이 3배나 증가하기도 합니다. 즐거운 마음은 위액 배출 운동을 촉진하는 반면, 분노나 통증, 우울의 상태에서는 교감신경이 흥분되어 위액 분비와 위 운동이 억제됩니다. 즉, 감사한 마음으로 즐겁게 식사를 하면 원활한 소화 작용이 이루어질 수 있습니다.[14]

네 번째, 장내 유익균을 늘려 보세요

우리의 장에는 100조 개가 넘는 장내 세균이 살고 있는데, 이러한 장내 세균이 음식을 소화하고 영양소를 흡수하며 심지어 비타민과 호르몬을 만드는 역할도 수행합니다. 장내 유익균을 늘리기 위해서는 김치와 청국장 같은 발효음식을 섭취하는 방법도 있고, 장 내 유익균들의 먹이인 해조류, 버섯, 양파와 같은 수용성 식이섬유를 섭취해서 유익균을 증식시키는 방법도 있습니다. 가장 적극적인 방법으로는 프로바이오틱스 제제를 섭취하여 다양한 종류의 유익균을 대량으로 투여하는 방법이 있습니다. 당연히 이 모든 것을 함께하는 것이 가장 좋겠죠.

건강은 결국 세포 하나하나가 건강하다는 것을 의미합니다. 세포가 건강해지려면 좋은 영양소를 섭취함과 동시에 이를 잘 소화해 세포로 전달시킬 때 비로소 이루어질 수 있습니다. 작은 생활 습관의 변화를 통해 지금 당장 여러분의 소화력을 상승시켜 건강하고 에너지 넘치는 삶을 되찾으세요!

러브에코
동영상

장이 건강해야 세포가 만족한다

결국 세포를 만족시켜야 먹어도 먹어도 밀려오는 끊임없는 식욕에서 해방될 수 있다는 결론에 도달할 수 있습니다. 우리는 세포의 요구 사항에 귀 기울이고, 잘 들어줘야 비만을 해결할 수 있습니다.

아이가 갓 태어나면 말을 할 수 없어서 요구 사항이 있으면 언제나 울음으로 표현을 합니다. 배가 고파도 울고, 기저귀에 쉬를 해서 불편해도 울고, 졸려도 울죠. 아기들은 불편한 것이 해소될 때까지 울고, 해소되면 비로소 울음을 멈춥니다. 이제 막 아이를 낳은 초보 엄마들은 아이의 요구 사항이 무엇인지 몰라 애를 먹습니다. 하지만 시간이 지날수록 아이의 요구 사항에 민첩하게 대응하여 하나씩 점검을 하고 어느새 울음소리만 들어도 무엇을 원하는지 알게 됩니다. 아기의 울음은 점점 더 짧아질 것이고, 심지어 엄마는 아기가 울기도 전에 제때 먹이고, 재우고, 기저귀를 갈아주어서 평화로운 육아가 가능해지기도 하죠.

세포의 원하는 바가 충족되면 더는 먹고 싶은 아우성이 느껴지지 않을 것입니다. 원인 모를 식욕으로 고통받지 않고 꼭 필요한 만큼의 음식 섭취만 하면서 저절로 다이어트가 되는 것이죠.

앞서 언급한 바와 같이 세포로 영양소가 전달되기 위해서는, 음식이 소장으로 내려가 소장의 상피세포를 통해 흡수되어 혈액 속으로 영양소가 이동하고, 혈액은 온몸을 순환하며 영양소를 온몸의 세포로 전달해야 합니다. 이처럼 장 점막의 상피세포는 우리 몸속으로 영양소를 들여보내고 유해 물질을 막아내는 중요한 임무를 수행하고 있으며, 인체에서 가장 신진대사가 활발한 부위이기도 합니다. 그리고 장내 세균은 신진대사에 도움을 주는 핵심적인 일꾼입니다.

즉, 우리 몸에 필요한 영양소를 잘 흡수하기 위해서는 소장의 상피세포가 원활하게 작동해야 하고, 이를 위해서는 장내 유익균이 많이 필요합니다. 마치 한 회사가 잘 운영되려면 열심히 일하는 좋은 직원들이 많아야 하는 것처럼요.

러브에코
동영상

우리의 장에는 400종류 이상, 100조 개가 넘는 장내 세균이 살고 있습니다. 이러한 장내 세균은 음식을 소화하고 영양을 흡수하는 데 도움을 주며 비타민과 호르몬을 만들고 심지어 면역에도 관여하는 등 인간의 생명 활동을 위해 필수적인 임무를 수행하고 있습니다. 또한 장은 제2의 뇌로 불릴 만큼 우리의 감정에 큰 영향을 미치고 더 나아가서 다이어트에 매우 큰 영향을 미칩니다. 행복 호르몬이라 불리는 세로토닌은 우리의 감정과 삶의 만족도에 매우 큰 영향을 미치는 중요한 신경전달 물질인데, 세로토닌을 만들어내는 재료의 90% 이상이 장내 세균에 의해 만들어진다고 합니다.

조금 더 자세히 그 관계를 설명하자면, 세로토닌 합성에 필요한 재료가 되는 전구물질(5-HTP)은 뇌의 혈액뇌장벽(BBB)을 통과해서 뇌 속으로 들어가고 그 속에서 세로토닌이 됩니다. 이 전구물질(5-HTP)을 만들어내기 위해서는 우선 단백질 식품에 함유된 트립토판이 필요하고, 엽산, 비타민 B3(나이아신), 비타민 B6 등의 비타민류가 필요한데, 이러한 비타민류를 합성해내는 것이 바로 장내 세균입니다. 즉, 장내 세균이 없으면 이러한 비타민류가 존재할 수 없으므로 트립토판을 아무리 섭취해도 세로토닌의 전구물질로 합성될 수 없는 것입니다. 이렇듯 장 건강을 개선해 유익균의 비율을 늘리는 것이 중요합니다.

다이어터들에게 원활한 세로토닌 분비는 특히 더 중요합니다. 탄수화물이 많이 들어있는 식품은 세로토닌 수치를 증가시키는데, 평소 좋은 탄수화물 섭취를 통해 세로토닌 분비가 잘 이루어지면 문제가 없겠지만, 세로토닌이 부족할 경우 우울감이 발생하고 우리 몸은 우울함을 벗어나기 위해 세로토닌을 더 분비하고자 할 것입니다. 이때 탄수화물 갈망과 폭식을 경험하게 됩니다.

또한 세로토닌의 원활한 분비는 밤에 숙면하는 데도 큰 도움을 줍니다. 밤에 잘 자기 위해서는 멜라토닌이 잘 분비되어야 하는데, 멜라토닌의 주원료가 세로토닌이고, 세로토닌이 낮에 잘 분비되면 밤에는 멜라토닌으로 바뀌게 되어 숙면에 도움을 주는 것입니다. 수면은 다이어트에 매우 큰 영향을 미치는 지표입니다. 수면을 잘 취하지 않으면 스트레스 호르몬 코티졸이 과도하게 분비되어 체중 감량을 어렵게 만듭니다. 해당 내용은 Part 4에서 더욱 자세히 다루도록 하겠습니다.

의학의 아버지 히포크라테스는 '모든 질병은 장에서 시작된다.'라고 말했습니다. 생물학자 일리야 메치니코프 또한 '죽음은 장에서 시작된다.'라는 유명한 말을 남겼죠. 우리 몸속에 영양소를 들여보내주는 문지기 역할인 장을 건강하게 만드는 것이 건강한 다이어트로 다가가는 첫걸음입니다.

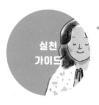

장 건강을 개선하는 방법

이처럼 우리 몸에 중추적인 역할을 하는 장이 건강하려면 어떻게 해야 할까요? 바로 다양한 종류의 유익균을 늘리는 것입니다. 다음의 다섯 가지 방법으로 유익균을 늘려 장 건강을 개선할 수 있습니다.

첫째, 유해균을 유발하는 설탕과 가공식품 그리고 글루텐(밀가루)과 카제인(유제품)을 멀리해야 합니다.

둘째, 장내 세균을 죽이는 항생제 복용과 위에 해로운 균이 번성할 수 있는 환경을 조성하는 위산 억제제 복용을 피해야 합니다.

셋째, 김치, 청국장, 낫토, 요구르트와 같은 발효식품 섭취를 통해 장내 유익균을 늘려주세요.

넷째, 장내 세균의 먹이인 해조류, 버섯, 양파와 같은 수용성 식이섬유가 풍부한 식품을 섭취해주세요. 장내 세균이 수용성 식이섬유를 먹이로 먹으면서 만들어내는 단쇄지방산이 장벽을 강화하는 역할을 합니다.

다섯째, 프로바이오틱스 보조제를 먹으면 우리 장 속에 다양한 일꾼인 여러 가지 균주를 한 번에 다량으로 섭취할 수 있어 큰 도움이 됩니다. 앞의 4가지를 모두 실천하면서 보조제를 복용하면 효과가 배가 될 것이고, 만약 앞의 4가지를 잘 지키기 어렵다면 보조제 섭취는 필수입니다.

□ 유해균을 유발하는 설탕과 가공식품, 글루텐(밀가루), 카제인
(유제품) 멀리하기

□ 장내 세균을 죽이는 항생제 복용 피하기

□ 위에 해로운 균이 번식할 수 있는 환경을 조성하는 위산 억제제
복용 피하기

□ 김치, 청국장, 낫토, 요구르트와 같은 발효식품을 통해 유익균
섭취하기

□ 장내 세균의 먹이인 해조류, 버섯, 양파 같은 수용성 식이섬유
가 풍부한 식품 섭취하기

□ 프로바이오틱스 보조제 섭취를 통해 장 건강 개선 효과 높이기

살찌는 음식에 대한 묵은 오해를 풀고
제대로 잘 먹고 살 빼는 법

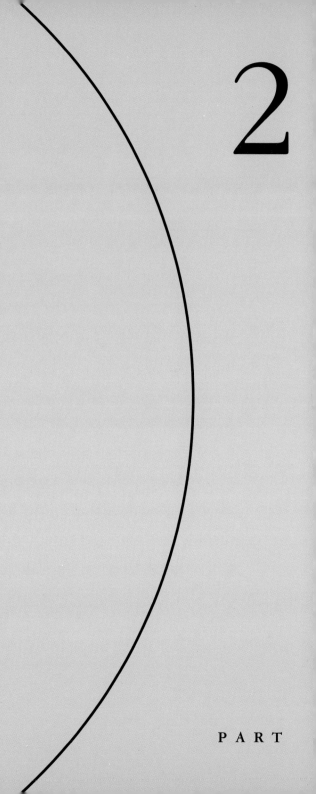

2

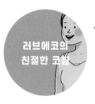

만약 여러분이 만년 다이어터라면 다이어트에 관한 웬만한 지식은 꿰차고 있을지도 모르겠습니다. 그런데 우리가 알고 있는 다이어트에 관한 정보 중 어디까지가 진실이고 어디까지가 거짓일까요? 적게 먹고 많이 움직여야 한다는 다이어트 정설과 저칼로리 식품 섭취는 다이어터라면 기본 공식처럼 외우고 있을 테죠. 그런데 최근 들어 버터와 기름진 음식을 먹고 체중을 감량한다는 저탄수화물 고지방 식단이 다이어트의 큰 흐름으로 자리 잡고 있습니다. 지방은 같은 용량의 탄수화물과 단백질 대비 2배 이상의 칼로리를 함유하고 있어 다이어트 할 때 제일 먼저 피하는 식품인데, 도대체 어찌 된 일일까요? 두 배 이상의 칼로리 섭취를 했다면 두 배 이상 더 움직여야 하니 살빼기 더 어려운 것 아닐까요?

심지어 저탄수화물 고지방 식단으로 체중 감량을 한 사람들의 이야기를 들어보면 배고픔 없이 마음껏 음식을 즐기면서도 체중 감량이 되었다고 합니다. 또한 이 식단을 하다 보면 음식 생각이 잘 나지 않아서 자연스럽게 끼니를 거르게 됨에도 불구하고 활력이 넘쳐 흐른다는 것입니다. 저탄수화물 고지방 식단에는 어떤 비밀이 있는 것일까요? 그리고 여러분이 그동안 열심히 다이어트 시리얼을 먹어오며 해온 저칼로리 식단에는 어떤 오점이 있는 것일까요?

만년 다이어터라면 음식에 대한 잘못된 오해를 풀고 제대로 알아야 식욕을 억지로 참지 않고 물 흐르듯 자연스러운 다이어트를 할 수 있습니다. 또한 이렇게 한 다이어트는 다시는 여러분을 요요의 길로 접어들게 하지 않고 평생 유지 가능한 몸으로 만들어 줄 것입니다. 이제부터 저와 함께 음식에 대한 묵은 오해를 풀어볼까요?

~~~~~~~~~~~~~~~~~~

Chapter 1

칼로리는 숫자에 불과할 뿐!
칼로리 계산을 당장 멈춰라

~~~~~~~~~~~~~~~~~~

러브에코
동영상

만년 다이어터라면 핸드폰에 칼로리 계산 앱이 필수로 설치되어 있을 것입니다. 안 그래도 분주한 일상에 음식 먹기 전 꼭 거쳐야 하는 식전 의식처럼 칼로리 계산까지 더해집니다. 왜냐하면, 우리가 먹은 칼로리는 곧 뱃살을 의미하니까요. 그런데 다음의 내용을 살펴본다면 칼로리가 얼마나 허술한 반쪽짜리 정보인지 알게 될 것입니다. 칼로리는 음식의 전체적인 영양가는 전혀 생각하지 않은 단편적인 숫자이며 다이어터의 정신을 구속하는 안타까운 숫자일 뿐입니다. 칼로리 계산 앱을 당장 지워야 하는 이유를 이제 보다 자세히 알려드리겠습니다.

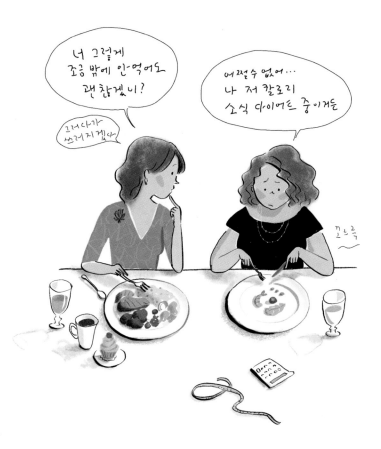

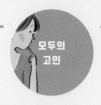

라면과 아보카도는 같은 칼로리

라면 1개와 아보카도 1개 반. 이들의 공통점이 무엇일까요? 바로 칼로리입니다. 라면 1개와 아보카도 1개 반의 칼로리는 각각 약 500kcal로 거의 비슷합니다. 그렇다면 아보카도보다 MSG 감칠맛이 끝내주는 라면 한 그릇을 호로록 먹는 게 더 이득이지 않을까요?

7,700kcal를 덜 섭취하면 1kg을 감량할 수 있다고 하니 하루에 평균적으로 2,000kcal 섭취를 권장하는 여성의 경우 하루 세끼 라면만 먹는다면 하루에 500kcal를 덜 섭취하는 셈이니 약 15일 뒤에는 1kg이 빠질 수 있다는 것인데(500kcal × 15일 = 7,500kcal), 그러면 라면만 먹으면서 살도 뺄 수 있다는 논리입니다. 과연 그럴까요?

섭취 칼로리가 체중과 직결된다고 굳게 믿고 수년 혹은 수십 년간 칼로리를 철저하게 계산해왔다면, 다음의 내용을 꼭 살펴봅시다.

칼로리를 믿지 말아야 하는 이유

섭취 칼로리와 체중의 상관관계

1990년부터 2010년까지 실시된 미국 '국립건강영양조사(National Health and Nutrition Examination Survey)' 데이터를 분석한 논문에 따르면 체중 증가와 섭취 열량과의 상관관계를 발견하지 못했다고 합니다. 해당 기간 미국인들의 비만율은 매년 0.37% 증가했으나 섭취 열량의 변동은 아주 미미했습니다. 여성의 경우 1일 평균 섭취 열량이 약 20kcal 수준밖에 증가하지 않았고, 남성의 경우 오히려 하루 약 100kcal가 줄었습니다.[15]

우리가 굳게 믿고 있는 칼로리 이론과는 무언가 다른 양상을 보입니다. 섭취하는 칼로리가 늘지 않았거나 오히려 줄었는데 어떻게 비만율이 매년 증가한 것일까요? 단순히 과거 대비 활동량이 줄었기 때문이라고 보기에는 1990년은 그리 오래전이 아닙니다. 이때와 지금의 생활 방식은 크게 다르지 않았을 테고, 오히려 웰빙 바람으로 운동을 생활화하는 인구도 더 늘었을 것입니다.

이 연구에서 보여준 것과 같이 단순히 섭취 열량이 늘어 체중 증가가 된 것이 아님에도 불구하고, 많은 이들은 아직도 섭취 열량을 줄이는 방법으로 체중 감량을 시도합니다. 즉, 살찌는 근본적인 원인을 해결하여 체중을 정상화하는 것이 아니라 근본적인 원인은 그대로 남겨둔 채 불어난 체중을 억지로 줄이려는 방법을 택하고 있는 것입니다.

소식해야 살 빠진다?

소식하면 살이 빠지긴 합니다. 하지만 '일시적으로'라는 말이 빠져있습니다. 우리 몸은 적게 먹으면 신진대사가 그에 맞춰 낮아집니다. 따라서 적게 먹으면 처음에는 살이 빠지지만, 일정 시간이 지나면 몸의 대사 능력이 저하되어 더는 그렇게 빠지지 않게 됩니다.

월급이 300만 원이었던 사람이 어느 날 월급이 절반으로 줄었는데, 이전과 똑같은 소비 수준을 유지한다면 어떤 일이 일어날까요? 당연히 파산할 것입니다. 이 경우 대부분은 필수적으로 들어가야 하는 대출금, 보험료 등을 제외하고는 소비 수준을 그에 맞춰 줄일 것입니다. 그래야 파산하지 않고 삶을 유지할 수 있으니까요. 이와 마찬가지로 똑똑한 우리 몸은 '앗? 음식이 이것밖에 안 들어오네? 주인님이 음식을 이것 밖에 안주니, 예전처럼 에너지로 활활 태워서 쓰면 곧 굶어 죽겠네. 살아남으려면 음식을 에너지로 활활 태우지 말고 딱 주인님이 먹는 음식만큼만 태워야겠다!'라고 온몸의 시스템을 조정합니다. 그렇게 처음에는 체중 감량이 일어나지만 결국 우리 몸은 점점 먹는 양에 맞춰 더 이상의 체중 감량이 일어나지 않게 변화합니다.

다이어터의 큰 고민 중 하나는 정체기입니다. 처음에는 절식하고 저칼로리 음식만 찾아 먹으니 체중 감량이 잘 일어나는 것 같더니 어느 순간 어김없이 정체기가 찾아옵니다. 그럴 때 대부분 사람은 더 적게 먹는 길을 선택합니다. 그러면 또 일시적으로 체중 감량이 일어나는 것 같습니다. 그런데 언제까지 이렇게 절식을 할 수 있을까요? 이미 하루 1,000kcal를 섭취하며 닭가슴살과 샐러드가 하루 식사의 전부가 되어버린 경우는 어떻게 해야 할까요? 실제로 이렇게 절식의 악순환을 이어오다가 생리불순과 탈모 등 몸에 심각한 문제까지 생기는 경우가 매우 흔합니다.

앞서 언급한 예를 다시 들어봅시다. 월급이 반 토막 난 사람은 다소 중요도가 높은 대출금과 보험금 등을 제외한 나머지 소비를 줄일 것입니다. 그런데 만약 반 토막 난 월급이 계속해서 또 줄어든다면 어떻게 해야 할까요? 그동안 열심히 냈던 보험을 해지해야 할 테고 최악의 경우 대출금도 상환할 수 없는 상황이 올 수 있습니다.

이처럼 우리 몸도 음식 섭취가 부족하다면 어쩔 수 없이 하나둘씩 고장 나기 시작합니다. 우리 몸은 생존이 가장 중요한 최상위 목표입니다. 즉, 생존을 위해 지금 당장 우선순위에서 멀리있는 출산 준비를 멈출 수 있습니다. 그래서 저칼로리 소식 다이어트를 오래하면 생리불순이 찾아올 수 있는 것입니다. 언제까지 이런 무서운 다이어트를 해야 할까요? 생존 본능에 저항하는 다이어트는 이길 수 없는 게임입니다. 인간이라면 누구나 가지고 있는 '제1번 본능'을 거스르는 힘든 싸움을 계속할 수는 없습니다.

칼로리 제한으로 뺀 살은 평생 유지할 수 있을까?

'이래도 좋고 저래도 좋으니 난 그냥 덜 먹고 빼겠어! 그런 건 일단 살 빼고 나서 보자.' 여전히 이런 생각을 쉽게 저버릴 수 없을 것입니다. 어찌 되었든 덜 먹으면 살이 빠지는 건 사실이니까요.

그런데 문제는 그렇게 저칼로리 소식을 통해 체중 감량을 하고 난 후입니다. 언제까지 그 식단을 유지할 수 있을까요? 대부분 다시 다이어트 전에 먹었던 음식의 유혹에 넘어가게 됩니다. 그리고 다이어트 전에는 하루에 밥 세 공기를 먹으면 더 찌지도 빠지지도 않는 수준이었지만, 이제는 밥 한 공기만 에너지로 써버리고 나머지는 지방으로 저장됩니다. 즉, 적게 먹는 양에 몸의 대사 능력이 맞춰져 있어서 그보다 더 먹으면 요요현상에 시달릴 수밖에 없고, 예전보다 오히려 더 살찌는 상태가 되는 것입니다.

지금은 윤리 규정 때문에 실행에 옮길 수 없는 매우 흥미롭고도 잔인한 실험이 1945년에 미네소타에서 이루어졌습니다. 2차 세계 대전 기간에 양심에 따라 입대를 거부했던 건강한 젊은 남성을 대상으로 '기아'에 관한 실험을 진행하였는데, 섭취 칼로리 제한으로 인해 우리 몸에 벌어질 수 있는 현상을 조금 더 자세히 엿볼 수 있습니다. 이 연구는 세 단계로 이루어졌는데 첫 3개월은 평소대로 3,200kcal를 식사하고, 다음 6개월은 빵, 감자, 무, 배추와 같은 식단으로 1,560kcal만 섭취함과 동시에 강도 높은 운동을 했습니다. 그 후 회복 기간을 가지며 참가자들을 상태를 살펴봤는데, 극도의 칼로리 제한으로 체중은 평균 25% 감소했고, 동시에 기초대사량도 40%까지 감소하였으며 심장 박동, 호흡, 체온 모두 감소했습니다. 게다가 식사 제한 동안 실험자들은 우울증, 도벽, 자해, 성욕 감퇴,

사교성 감소 등 심각한 부작용을 경험하였다고 합니다. 정상적으로 음식을 먹게 되자 지방만 많이 증가하는 양상을 보였으며 체중은 계속 늘어나서 실험에 참여하기 전보다 오히려 체중이 증가했습니다. 일부는 하루에 1만 칼로리 이상을 섭취하는 폭식증까지 보였다고 합니다. '내 인생 마지막 다이어트'를 선언했다면 이러한 극도의 칼로리 제한 다이어트로는 불가능합니다. 일시적으로 체중 감량에 성공하더라도 이후에 계속해서 칼로리 제한식을 유지하지 않는 이상 요요현상에 시달릴 것이고, 다시 또 '내 인생 마지막 다이어트'를 외치게 될 것입니다. 또한, 잘못된 다이어트 방법으로 인한 식이 장애와 기초대사량 저하 및 각종 호르몬 문제가 생겨 점점 더 체중 감량이 어려워질 것입니다.

지방 축적의 원인은 칼로리만으로 절대 해결할 수 없다

물론 하루에 10,000kcal 이상 마음껏 먹어도 살이 찌지 않는다는 말은 아닙니다. 당연히 우리 몸을 정상적으로 가동하는데 필요한 양보다 넘치게 먹으면 살이 찝니다. 만약 우리 몸이 필요로 하는 만큼만 적당히 섭취한다면 우리는 평생 살찔 염려가 없을 것입니다.

그런데 여기서 중요한 사실은 단순히 필요 이상으로 과하게 먹으면 살이 찌니 적당히 먹어야 하는 것으로 귀결되면 안 된다는 것입니다. 우리는 음식을 필요 이상으로 과하게 또는 자주 섭취하게 되는 '원인'을 살펴봐야 합니다. 또한, 같은 음식을 섭취하더라도 다른 사람들보다 체지방을 더 잘 축적시키는 이유를 점검해봐야 합니다. 즉, 근본적인 원인을 찾아서 이를 교정한다면 우리 몸이 필요로 하는 만큼만 적절히 음식을 섭취하게 될 것입니다. 대사 또한 정상적으로 작동해 과도하게 지방을 저장하지 않게 될 것입니다. 초저칼로리 다이어트는 겉으로 드러나는 현상을 억누르는 행위에 해당하며 근본적인 원인을 악화시킬 뿐 절대 지속 가능한 체중 감량 방법이 아닙니다.

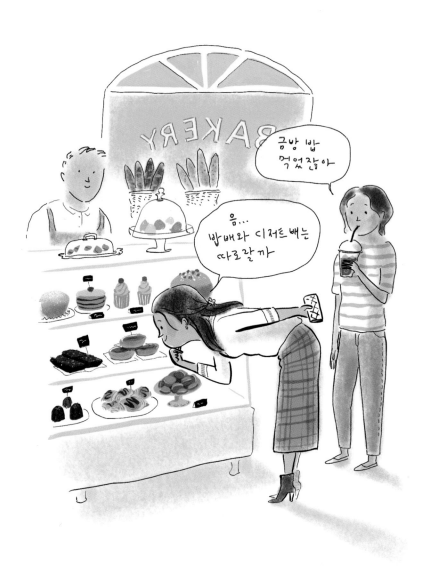

Chapter 2

뱃살이 고민인 당신에게,
우리가 먹어야 할 진짜 탄수화물은 이것!

당신은 빵순이 인가요? 아니며 떡순이 인가요? 아마도 둘 중 하나는 분명히 맞을 것입니다. 육아하다가, 집안일을 하다가, 바쁜 일상을 살다가 밥 먹을 시간은 없고 순간적으로 고픈 배를 달래기 가장 쉬운 음식들이죠. 문제는 이렇게 먹는 빵과 떡이 우리 뱃살의 원흉이라는 사실입니다. 한 끼 제대로 차려 먹지도 않았고, 그저 조금씩 야금야금 먹은 것뿐인데, 이게 왜 뱃살의 원흉이냐고요? 부인하고 싶지만, 여러분의 뱃살이 바로 그 증거입니다. 그동안 고기를 구워 먹거나 거하게 차려 먹은 기억도 없는데, 왜 나는 자꾸 똥배가 나

올까 속상해하고 있었는지도 모릅니다. 다음의 내용을 읽고 나면 앞으로 빵과 떡 대신 제대로 된 한 끼를 차려 먹게 될 것입니다.

흰 가루만 빼도 뱃살이 빠진다

따뜻한 칼국수 한 그릇, 보기만 해도 힐링 되는 달콤한 케이크, 기운 떨어질 때 마시는 믹스커피. 얼핏 보면 힐링 푸드로 느껴지는 흰 가루는 사실 힐링이 아닌 킬링 푸드입니다. 입에서는 달콤하게 느껴지지만, 우리 몸에는 아주 쓰디쓴 가루이지요. 먹으면 먹을수록 중독되는 음식이며 정신적인 연결고리를 만들어 이러한 음식으로 위로를 받으려는 악순환이 이어집니다.

밀가루와 설탕과 같은 정제 탄수화물은 섬유질이 모두 제거된 탄수화물로 소장에서 빠르게 흡수되어 혈당을 급격히 올립니다. 따라서 일시적으로 힘이 나고 만족감을 느끼게 합니다. 이러한 음식을 섭취하면 급격하게 오른 혈당을 낮추기 위해 과도한 인슐린이 분비됩니다. 더 큰 문제는 그 이후에 뒤따라오는 현상입니다. 급격한 혈당 상승을 처리하기 위해 분비된 과도한 양의 인슐린은 2~3시간 이

내에 급격한 혈당 저하와 일시적인 저혈당 증상을 일으킵니다. 이때 또다시 맹렬히 탄수화물 섭취를 갈망하는 악순환이 이어집니다.

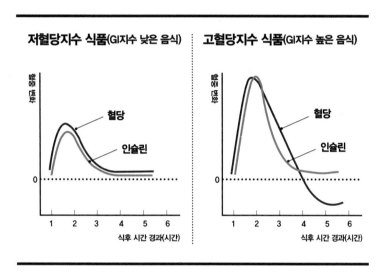

아침부터 달콤한 시리얼 혹은 빵과 주스 등으로 하루를 시작하면 2~3시간 간격으로 종일 군것질을 하게 되는 이유가 바로 이것입니다. 이러한 식단을 지속하게 되면 인슐린은 우리 몸에서 쉴새 없이 분비되고 우리 몸은 끊임없이 들어오는 탄수화물을 지방으로 계속 저장하게 되는 것입니다. 이 악순환이 지속될수록 점점 더 인슐

린 저항성이 강해져서 같은 양의 탄수화물을 섭취해도 몸에서 더 많은 인슐린이 분비될 것입니다. 즉, 이는 같은 양의 탄수화물을 섭취하더라도 더 많은 지방을 저장하는 것을 의미하며, 점점 더 살찌는 몸으로 변화하는 중이라고 볼 수 있습니다.

탄수화물, 알고 먹으면 살 빠진다

최근 탄수화물이 다이어트와 건강의 적이라는 이야기가 나오면서 탄수화물 또한 억울한 누명을 쓰고 있습니다. 탄수화물이라고 다 같은 탄수화물이 아니기 때문이지요.

쌀밥, 빵, 과일, 당근, 양배추, 고구마, 오렌지 주스, 우유, 파스타, 초콜릿과 같은 음식은 모두 고탄수화물 음식입니다. 그런데 모두 우리가 피해야 할 나쁜 탄수화물일까요? 그렇지 않습니다. 좋은 탄수화물과 나쁜 탄수화물을 구분하려면 우선 탄수화물이 무엇인지 정확히 알아야 성공적인 식단 관리가 가능합니다. 그리고 탄수화물의 종류를 알아야 탄수화물을 어떤 음식으로 섭취해야 더 좋은지도 알 수 있습니다.

탄수화물이란?

탄수화물, 포도당, 과당, 올리고당, 전분, 식이섬유와 같은 단어를 들어보셨지요? 사실 이 모든 것은 다 탄수화물이라는 큰 그룹 안에 속해있는 것입니다. 탄수화물 또는 당질이라고 부르기도 하는데, 지방에도 포화지방, 불포화지방과 같이 여러 종류가 있듯이 탄수화물이라는 큰 그룹 안에도 세부 그룹이 있습니다. 이 세부 그룹은 탄수화물의 구조, 즉 탄수화물의 길이에 따라 구분됩니다. 가장 작은 단위의 당분부터 당분 수백 개가 서로 연결되어 긴 사슬을 이루기까지, 다양한 종류의 탄수화물이 있어요.

당연히 가장 짧은 1개의 당은 별도로 분해될 연결고리가 없으므로 우리 몸에 들어가 바로 활용됩니다. 그 대표적인 예가 포도당이며, 우리 몸은 포도당을 에너지원으로 활용하기 때문에 식사를 잘못 하고 기운이 없는 어르신들이 포도당 수액을 맞기도 하는 것이지요. 즉, 사슬이 짧으면 짧을수록 분해 과정 또한 짧아 바로 에너지로 활용될 수 있고 혈당도 빠르게 올리게 되는 것입니다. 탄수화물의 길이에 따른 종류를 안다면 앞으로 어떤 음식이 가장 빠르게 혈당을 올리는지 알 수 있고, 어떤 음식이 탄수화물 음식인지 또한 쉽게 알 수 있을 것입니다.

단당류

단당류는 말 그대로 당이 한 개 있다고 해서 단당류이고 가장 작은 단위의 당류라고 생각하면 됩니다. 대표적인 단당류는 포도당, 과당, 갈락토오스가 있는데 단당류는 고리로 이어지지 않고 단 1개의 당이기 때문에 더는 분해할 필요가 없이 우리 몸에 바로 흡수됩니다. 우리가 탄수화물 음식을 먹으면 식이섬유와 같은 일부 탄수화물을 제외하고서는 모두 우리 몸에 흡수되기 위해 최종적으로는 단당류로 분해됩니다. 탄수화물의 종류마다 단당류에 이르기까지 사슬을 분해하는데 시간이 조금 더 걸려 혈당을 서서히 올리는 차이가 있기는 하지만 궁극적으로는 모두 같은 탄수화물에 속합니다. 포도당은 밥, 채소, 과일 등에 많이 함유된 당류이고, 과당은 단맛이 가장 강한 당으로 과일, 꿀, 아가베 시럽 등에 많이 함유되어 있습니다. 과당의 경우에는 포도당과 다르게 혈당을 올리지 않는 특징이 있으나, 혈당을 올리지 않는다고 해서 포도당 대신 과당을 마음껏 섭취해도 괜찮은 것은 아니에요. 과당은 포도당과 다르게 대부분 에너지원으로 사용되지 않고 모두 간에서 처리되어 중성지방을 만드는 데 사용됩니다. 마지막으로 갈락토오스는 우유에 들어 있는 유당의 구성 성분으로 유즙에 들어 있습니다.

이당류

앞서 말씀드린 포도당, 과당, 갈락토오스와 같은 1개의 당이 서로 짝을 지어 이당류, 즉 2개의 당이 붙은 당류를 만들어 냅니다. 대표적으로 세 가지가 있는데, 우선 우리가 가장 잘 알고 있는 설탕(자당)은 수크로오스라는 이름으로도 불리며 포도당 1개와 과당 1개의 결합입니다. 맥아당(엿당), 또 다른 이름으로 말토오스라고 불리는 이당류는 엿에 많이 함유되어 있는데, 포도당 두 분자가 서로 결합한 것입니다. 우리가 밥을 오래 씹으면 씹을수록 단맛이 나는데, 밥의 탄수화물 사슬이 맥아당으로 분해되기 때문입니다. 마지막으로 유당으로 불리는 락토오스는 갈락토오스 1분자와 포도당 1분자가 결합한 것입니다. 우유를 먹고 배 아픈 증상을 일으키는 유당불내증에 대해 들어 보셨나요? 유당은 최종적으로 포도당과 갈락토오스로 분해되고 소장에서 흡수되어야 하는데, 이를 분해하는 효소가 충분치 않아 분해되지 못 하고 대장으로 내려가게 됩니다. 결국 대장에 서식하는 박테리아에 의해 대사되고, 박테리아의 최종 생성물로 가스가 발생하여 대장 팽창과 통증을 유발하게 되는 것이 유당불내증입니다.

올리고당

마트에 가면 올리고당을 흔하게 볼 수 있는데, 올리고당은 무엇일까요? 올리고당은 이당류보다는 길지만, 다당류보다는 짧은, 대개 3~10개의 단당류가 이어져 있는 당류입니다. 대두, 완두, 통곡 등의 식물에 함유되어 있으며 식이섬유와 유사하게 작용하여 소화효소에 의해 분해되지 않고 대장으로 내려가 장내 유익균의 먹이가 되기도 합니다. 하지만 식물 속 올리고당 함량은 매우 적고 시중에 파는 올리고당은 대부분 효소를 이용하여 대량 생산을 합니다. 이를 제조하는 과정에서 설탕과 같은 단순 당류가 함께 만들어지기 때문에 올리고당 제품 안에는 올리고당 외에도 설탕과 같은 당류가 대부분 포함되어 있습니다. 따라서 시중에 파는 올리고당도 혈당을 올릴 수 있다는 점 주의해주세요.

다당류

다당류는 말 그대로 당류가 수백 개에서 수천 개로 연결된 물질을 말합니다. 고리가 많이 연결되어 있을수록 분해 속도는 당연히 더 느리며 단당류, 이당류와 같은 탄수화물 대비 조금 더 복잡한 구조로 되어있기에 복합 탄수화물이라고 부르기도 합니다. 그래서 다이어트를 하거나 건강을 위해서는 분해하는 시간이 오래 걸려 혈당을 서서히 올리는 복합 탄수화물을 권장하는 것입니다. 대표적인 복합 탄수화물로는 전분과 글리코겐이 있고 우리가 흔히 식이섬유로 알고 있는 셀룰로오스가 있습니다.

| 혈당을 서서히 올리는 다당류 식재료 |
곡물과 채소(특히 감자, 고구마, 당근, 비트 같은 뿌리채소)

전분은 식물이 광합성을 해서 만들어낸 포도당을 잔뜩 연결한 형태로 저장한 것이며, 우리가 먹는 곡물과 채소, 특히 감자, 고구마, 당근, 비트 같은 뿌리채소에 전분과 같은 탄수화물이 많이 함유되어 있습니다. 식물에 함유된 또 다른 형태의 탄수화물로는 셀룰로오스, 즉 식이섬유가 있는데, 우리 몸은 셀룰로오스를 작은 단위의 당류로 분해할 수 있는 효소를 만들어내지 못하기 때문에 소화되지 못하고 배설됩니다. 그래서 탄수화물이 10g 함유된 식품의 식이섬유 함량 또한 10g이라면, 해당 탄수화물은 모두 포도당처럼 단당류로 분해되지 않기에 마음껏 섭취해도 탄수화물 섭취의 염려가

없는 것입니다. (p.124의 식품 성분표 참고)

　마지막으로 글리코겐은 동물이 체내에 저장하는 다당류입니다. 예를 들어 우리가 탄수화물을 먹으면 최종적으로 포도당으로 분해되는데 만약 이를 바로 에너지로 쓰고도 남는다면 나중을 위해 포도당을 여러 고리로 함께 묶어 사슬을 이룬 후 글리코겐으로 저장하게 됩니다.

좋은 탄수화물과 나쁜 탄수화물을 제대로 구분하라

　탄수화물을 섭취할 때는 우리 몸에 흡수가 되지 않고, 우리 몸에 여러 가지 이로운 작용을 하는 식이섬유 함량이 높은 탄수화물로 섭취하는 것이 좋습니다. 이러한 이유로 과일을 먹더라도 식이섬유 함량도 올리고 영양분 섭취도 늘리도록 껍질째 먹도록 하고, 특히 당뇨 환자들에게 현미와 같은 전곡류를 권하는 것입니다. 그리고 되도록 설탕과 같이 분해가 빠른 이당류보다는 분해가 더딘 밥과 채소와 같은 전분류를 먹는 것이 좋습니다. 잘게 갈린 밀가루, 쌀가루, 과일 주스보다는, 몸속에서의 분해 시간이 길도록 식품도 원래 형태 그대로 먹는 것이 훨씬 더 도움 되겠지요?

　설탕과 같은 이당류보다는 다당류인 전분이 빠르게 체내에 흡수되지는 않지만, 궁극적으로는 우리 몸속에서 포도당과 같은 단당류로 분해되기 때문에 절대적인 양도 매우 중요합니다. 설탕을 안 먹으려고 믹스커피 한 잔 대신 고구마를 먹어도 결국은 똑같이 우리 몸속에서 포도당으로 분해되는 것은 마찬가지입니다. 물론 고구마는 설탕 대비 식이섬유도 있고 다른 영양소도 있지만 어떤 탄수화물이든 식이섬유를 제외하고는 과하게 먹으면 결국 지방으로 저장됩니다. 결국 식이섬유를 제외한 탄수화물의 양에 주의해야 합니다.

| NO! 나쁜 탄수화물 |

빵, 떡, 면, 단 음료(주스, 탄산음료, 단 커피 등), 설탕, 밀가루, 시리얼

| OK! 좋은 탄수화물 |

**단호박, 브로콜리, 양배추, 상추와 같은 푸른 잎 채소,
감자, 고구마, 당근, 비트 같은 뿌리채소, 과일**

식품 성분표에서 탄수화물 확인하는 방법

　　마트에서 식품을 구매할 때 식품별 탄수화물 함량 보는 방법을 알아보겠습니다. 식품에 표기된 탄수화물에서 식이섬유를 뺀 나머지가 바로 우리 몸에서 흡수할 수 있는 탄수화물, 즉 당질이 됩니다. 표에 표기된 당류는 식품에 포함된 단당류와 이당류인데, 이 수치가 높을수록 당연히 혈당이 더욱더 빠르게 오르겠지요. 식이섬유가 표기되지 않은 식품은 식이섬유가 함유되지 않은 식품입니다. 그리고 식품에 탄수화물이 많게 표기되어 있지만, 그중 대부분이 식이섬유라면 우리가 걱정해야 하는 탄수화물은 많지 않다고 생각하면 됩니다. 또한 식품에 당류가 적더라도 나머지는 다당류이기 때문에 분해되는 속

영양정보	총 내용량 75g 243kcal
총 내용량당	1일 영양성분 기준치에 대한 비율
나트륨 178mg	9%
탄수화물 47g	14%
당류 8g	8%
식이섬유 10g	38%
지방 1.0g	2%
트랜스지방 0g	
포화지방 0.7g	5%
콜레스테롤 42mg	14%
단백질 7g	12%
1일 영양성분 기준치에 대한 비율(%)은 2,000kcal 기준이므로 개인의 필요 열량에 따라 다를 수 있습니다.	

식품 성분표

도는 비교적 느리더라도, 궁극적으로는 체내에서 단당류로 분해된다고 보면 됩니다.

애플리케이션 활용하기

과일과 채소 같이 가공식품이 아닌 경우에는 'Fat Secret'이라는 애플리케이션으로 탄수화물 함량을 확인할 수 있습니다. 100% 정확하지는 않지만, 어느 정도 참고용으로는 도움이 될 수 있습니다.

러브에코
동영상

비만과 수명 단축의 급행열차인
최악의 탄수화물은 무엇일까?

국수나 빵과 같은 정제 탄수화물보다 더 나쁜 최악의 탄수화물이 있습니다. 그것은 바로 액상과당을 함유한 단 음료입니다. 단 음료에 들어있는 대부분의 액상과당은 설탕보다 과당 비율이 더 높습

니다. 과당은 포도당과 달리 에너지로 활용되지 않고 간에서 처리
되어 중성지방을 만드는데 사용됩니다. 과당을 많이 섭취하면 질병
위험을 높이는 내장 지방이 증가할 수 있습니다.[16, 17]

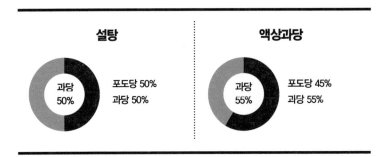

과체중과 비만인들을 대상으로 10주간 진행된 연구에서 한 그
룹에는 하루 섭취 열량의 25%를 포도당 첨가 음료로 대체하고 또
다른 한 그룹에는 과당 첨가 음료로 대체했더니, 두 그룹 모두 비슷
한 체중 증가세를 보였으나, 과당을 섭취한 그룹만 내장 지방량이
유의미하게 늘었으며 과당 섭취 그룹의 공복 혈당 및 인슐린 수치
가 증가함과 동시에 인슐린 민감성은 저하되었습니다. 이것은 과당
을 섭취한 이들의 건강 지표가 악화되었다는 것을 의미합니다.[18]

또 다른 연구에서는 과당이 많이 함유된 식단을 10주간 진행하

자 참가자들의 지방 대사와 대사율이 저하되었다고 밝혔습니다.[19]

다른 음식보다 특히 단 '음료'를 강조하는 이유는 뇌에서 액체 당류를 인식하는 방식 때문입니다. 연구 결과에 따르면 액체 형태의 당류는 음식에 함유된 고체 형태의 당류와는 뇌에서 사뭇 다르게 인식된다고 합니다. 액체 당류의 경우 음식으로 섭취했을 때 대비 포만감을 비교적 적게 주기 때문에 앞으로 더 많은 음식을 섭취하는 결과를 초래한다는 것인데요. 한 연구에서는 같은 열량(450kcal)에 해당하는 젤리를 먹었을 때보다 탄산음료를 마셨을 때, 이후에 더 많은 칼로리를 섭취했다고 밝혔습니다.[20]

즉, 아침에 사과를 한 개를 먹는 대신 사과주스를 마신다면 그만큼 포만감을 덜 느낄 것이고, 이후에 더 많은 음식을 섭취할 가능성이 커진다는 것입니다.

결국 단 음료를 마시면 뇌에서 포만감을 덜 인식하기 때문에 그후에 계속해서 더 많이 섭취하게 될 뿐만 아니라, 음료에 들어 있는 액상과당은 세포의 에너지로 활용되는 포도당보다 지방으로 저장되는 과당의 비율이 더 높으므로 내장 지방이 늘어날 가능성이 더욱더 커지게 되는 것입니다.

| 꼭 먹어야 한다면! |
NO! 과일 주스
OK! 과일로 섭취(사과, 오렌지, 포도 등)

5천 명 이상의 성인을 대상으로 한 연구에서 하루 평균 약 1캔(240㎖) 정도의 당 첨가 탄산음료를 마신 그룹과 약 2캔(600㎖)을 마신 그룹의 생물학적 노화가 각각 1.9년과 4.6년 더 빨라졌다는 것을 밝혀냈습니다. 놀랍게도 이 수치는 흡연으로 인한 생물학적 노화 수준과 비슷했다고 합니다.[21]

또한 당이 첨가된 탄산음료 섭취가 암 발병의 위험을 높일 수 있다고 하는데요. 성인 6만여 명을 대상으로 한 연구에서 일주일에 2병 이상의 당 첨가 탄산음료를 마신 그룹이 그렇지 않은 그룹 대비 췌장암 발병률이 87% 더 높았고,[22] 특히 다른 연구에서는 이 관련성이 여성에게 더욱 두드러진다고 밝혔습니다.[23]

건강미와 행복을 더해주는
고마운 탄수화물을 먹자

채소에 함유된 탄수화물인 식이섬유는 장내 유익균의 먹이로 유익균 증식에 도움을 줍니다. 장은 제2의 뇌로 불릴 만큼 우리 감정에 큰 영향을 미치며 장 건강은 다이어트와 미용에도 핵심적인 역할을 합니다.

미국 컬럼비아 대학 신경생리학자 마이클 거숀 박사는 세로토닌과 도파민 등 뇌 속에서 행복을 느끼게 하는 물질의 전구체는 90% 이상 장내 세균에 의해 만들어진다는 것을 발견했습니다. 즉, 장내 환경이 좋아야 이러한 호르몬이 잘 만들어져 우리 몸에 작용할 수 있다는 것입니다.

행복 호르몬이라 불리는 세로토닌이 부족하면 우울감이 생기고, 우리 몸은 우울함을 벗어나기 위해 세로토닌을 분비하려고 하는데, 이때 탄수화물의 갈망과 폭식을 경험하게 됩니다. 물론 음식에 대한 갈망은 여러 가지 복잡한 원인이 있기에 세로토닌만으로 단정 짓기는 어렵지만, 세로토닌이 원활하게 분비되면 이러한 폭식증을 경험할 가능성을 낮출 수 있습니다.

2015년 미국 칼텍 연구진은 '무균' 쥐의 세로토닌 생산량이 뚜렷하게 적었으며, 특정 미생물을 무균 쥐의 장에 넣었더니 세로토닌 분비가 다시 늘고, 일반 쥐의 장내 미생물을 모두 없앴더니 세로토닌 분비량이 줄어든 사실을 밝혀냈습니다. 따라서 장내 세균이 세로토닌 분비에 영향을 주고, 뇌에도 영향을 준다는 증거로 받아들여졌습니다.

이렇듯 장 건강을 위해서는 장내 유익균을 늘려 세로토닌 분비를 원활하게 만드는 것이 중요하며, 이를 위해 우리는 채소와 같은 좋은 탄수화물을 가능한 한 많이 섭취하는 것이 좋습니다.

러브에코
동영상

찬밥을 먹으면 살이 안 찐다?
착한 탄수화물 저항성 전분

갓 지은 밥을 냉장고에 넣으면 시간이 흐를수록 밥의 저항성 전분 함량이 높아집니다. 일반적으로 흰 쌀밥과 같은 탄수화물을 섭취하면 보통 소장에서 포도당으로 흡수되어 혈당이 상승하고 인슐린이 분비됩니다. 그런데 저항성 전분은 소장에서 소화가 되지 않고 대장으로 내려가기 때문에 혈당을 올리지 않을 뿐만 아니라, 대장에 있는 유익균을 번식시켜 장 건강을 개선하는 역할을 하여 이를 통해 여러 가지 건강상의 이점을 얻을 수 있습니다. 또한 저항성 전분은 식후 혈당 조절 능력과 인슐린 감수성을 개선하는 작용도 합니다. 마치 식이섬유와 같은 역할이죠.

인도네시아 대학에서 발표한 논문에 따르면 밥을 지은 후 상온에서 10시간 식혔을 때 저항성 전분이 약 2배가량 증가했고, 냉장고에서 24시간 식힌 후 다시 데운 밥은 저항성 전분이 약 3배가량 상승했습니다.[24] 또한 스리랑카의 한 대학에서 연구한 결과에 따르면 쌀 반 컵에 코코넛 오일 한 티스푼을 넣어서 밥을 짓고 난 후 냉장고에서 12시간 동안 식혔더니 저항성 전분이 10배나 상승했습니다.[25]

영국 BBC 채널에 보도된 또 한 가지 놀라운 결과도 있는데, 10명을 대상으로 한 소규모 실험이기는 하지만, 실온에서 하루 동안 식힌 파스타를 먹었더니 바로 만든 파스타를 먹었을 때 대비 혈당 상승 폭이 비교적 낮았고, 그렇게 식힌 파스타를 다시 데워서 먹었을 때 혈당 상승 폭이 50%나 더 낮아졌습니다.[26]

이러한 저항성 전분의 증가가 쌀밥뿐만 아니라 감자 그리고 파스타와 빵 같은 밀가루 음식에도 나타난다는 사실을 알 수 있는데요, 아직은 연구 단계이고 소규모의 실험이기 때문에 참고 수준으로만 알아두면 좋겠습니다. 그러나 확실한 것은 재료의 변화 없이 단순히 온도만으로 저항성 전분을 증가시켜서 조금 더 혈당 상승 폭을 줄일 방법이 있다는 것입니다.

물론 밥이 모두 저항성 전분으로 변하는 것은 아니기 때문에 어느 정도의 혈당 상승을 피할 수는 없지만, 이렇게 실생활에서 장 건강에 도움이 되고 혈당도 비교적 적게 올릴 수 있는 간단한 방법이 있다면 충분히 시도해볼 가치가 있을 것 같습니다.

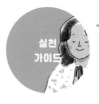
빵순이와 주당이 꼭 먹어야 하는 '이것'

지치거나 힘들 때 '당 떨어진다'라는 표현을 많이 사용하는데, 흔히 이럴 때 즉각적인 에너지를 얻기 위해 급히 빵이나 초콜릿 혹은 단 음료와 같은 고탄수화물 음식을 찾곤 합니다. 하지만 이러한 고탄수화물 음식에 적절한 비타민B1(티아민)을 함께 섭취하지 않으면 오히려 당질이 분해되지 못해 에너지 생성이 안 되고 피루브산과 유산 등 피로물질이 몸에 쌓여 다시 쉽게 피로해질 수 있습니다. 비타민B1, 티아민이라고도 부르는 이 영양소는 현미, 귀리, 통밀, 보리와 같은 전곡류와 돼지고기, 견과류 등에 많이 함유되어 있습니다.

당질을 분해할 때 매우 중요한 효소인 비타민B1은 탄수화물을 분해하고 에너지를 생성해냅니다. 그뿐만 아니라 신경계의 전달에도 관여하고 있어 뇌를 비롯한 신경 세포와 근육, 심장의 기능을 정

상적으로 유지하는 역할까지 하기에, 인체에 필수적인 영양소입니다.[27]

또한, 비타민B1은 햄이나 인스턴트 식품에 들어 있는 해로운 식품첨가물, 방부제 등의 수소와 결합하고 그 기능을 빼앗아 다른 물질로 바꿔주는 역할을 하기도 합니다.[28]

비타민B1 결핍 증상

만약 비타민B1이 체내에 충분히 공급되지 않는다면, 나른함과 피로감뿐만 아니라 손발이 저리거나 붓고, 집중력과 기억력이 저하될 수 있습니다. 또한, 가슴이 두근거리며 심장 박동이 불규칙하고 식욕부진 등 여러 가지 다양한 증상이 발생할 수 있습니다. 반대로 비타민B1은 과잉 섭취되어도 소변으로 배출되기 때문에 부작용이 거의 없는 영양소입니다.

어떤 사람들에게 주로 결핍될까?

비타민B1은 탄수화물 대사 과정에 매우 긴밀한 작용을 하는 만큼 평소 정제 탄수화물 위주의 식습관과 설탕이 많이 들어 있는 음식과 음료를 자주 먹고, 술도 자주 마신다면 더욱더 비타민B1의 섭취가 필요합니다.

특히 술을 자주 마시는 사람은 그렇지 않은 사람들보다 비타민B1 흡수가 1/3 수준밖에 되지 않을 뿐만 아니라 비타민B1이 우리 몸에서 대사될 때도 알코올에 의해 빠르게 파괴되기 때문에 심각한 비타민B1 부족을 경험하게 됩니다.

단순히 자연의 섭리로만 보더라도, 고탄수화물 식품인 쌀의 쌀 겨층에는 비타민B1이 풍부하게 함유되어 있습니다. 그런데 정제 탄수화물은 비타민B1을 함유한 껍질층을 벗겨내기 때문에 이를 섭취하면 탄수화물(당질)을 대사하는 데 어려움을 겪게 되는 것입니다.

| 비타민B1이 함유된 식재료 |
현미, 귀리, 통밀, 보리, 돼지고기, 견과류, 마늘, 양파 등

비타민B1이 풍부한 음식으로는 돼지고기, 밤, 콩나물, 견과류, 현미, 귀리, 보리, 옥수수, 통밀 등이 있으며, 비타민B1은 수용성 비타민으로 물에 녹아 손실되기 쉽고, 가열조리 시 약 20~50%까지 영양소가 손실된다고 합니다.[29] 따라서 물과 열을 되도록 최소화하는 조리를 하고 한 가지 음식이 아닌 다양한 음식을 통해 섭취하는 것이 좋습니다.

비타민B1이 마늘과 양파에 함유된 알리신이라는 물질과 결합하면 비타민B1보다 훨씬 더 강한 알리티아민으로 전환되고, 탄수화물을 분해하여 에너지를 생성하는 데 도움을 줍니다. 따라서 비타민B1이 풍부한 돼지고기에 양파나 마늘을 곁들인다면 피로 해소와 에너지를 얻는 데 더욱 큰 도움이 됩니다.

알리신은 마늘과 양파를 자르거나 으깰 때 나는 특유의 알싸한 냄새와 매운맛을 내는 성분입니다. 알리신을 생성하는 효소인 알리나아제는 열에 약하기 때문에 마늘과 양파를 열에 조리하면 할수록 특유의 알싸한 맛이 사라지고 알리신 또한 파괴됩니다. 따라서 음식을 조리하기 전에 마늘과 양파를 미리 다지거나 으깨서 알리신 양을 최대로 늘리는 것이 좋고, 으깬 마늘을 나물과 김치에 넣어 생으로 먹거나, 가열 조리 시 가장 마지막으로 넣는 것이 열에 의한 알리신 손실을 최소화할 수 있는 방법입니다. 가장 간단하고 좋은 방법은 돼지고기를 생마늘과 함께 쌈을 싸서 먹는 것입니다.

 알리신을 비타민B1과 조화롭게 섭취하는 방법

∨ 마늘과 양파는 다지거나 으깨서 조리하기

∨ 요리할 때 마늘과 양파는 가장 마지막에 넣기

∨ 돼지고기 요리 먹을 때 마늘을 생으로 같이 먹기

~~~~~~~~~~

Chapter 3

당신은 혹시 지방혐오자?
살 빼는데 일등 공신은 지방!

~~~~~~~~~~

다이어트 중인 여러분은 혹시 닭고기는 무조건 닭가슴살, 소고
기와 돼지고기도 지방이 없는 부위만 먹으며 혹여나 지방이 보이면
늘 떼어내고 먹지는 않나요? 우유도 저지방 우유만 고집하며, 마트
에서 식품을 고를 때 '저지방'이라는 문구에 먼저 손이 가나요? 지방
을 먹으면 그 지방이 곧바로 내 몸의 일부가 되어버릴 것만 같은 께
름칙한 느낌이 들죠?

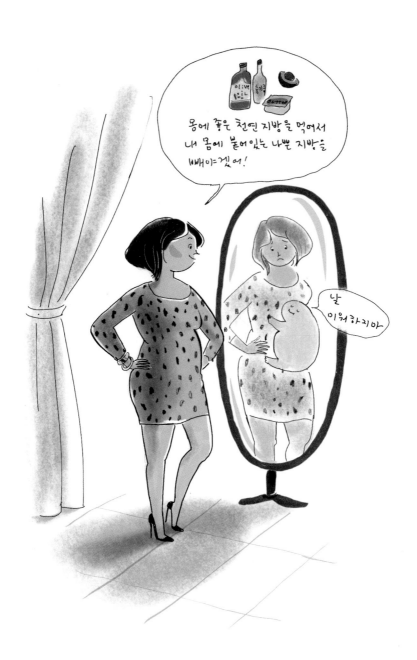

그런데 사실 지방은 우리 몸에서 너무나도 중요한 임무를 수행하고 있으며, 매우 깨끗하게 연소하는 고급 휘발유와 같은 좋은 에너지원입니다. 즉, 지방을 섭취하면 곧바로 지방이 몸에 쌓이는 것이 아니라 훌륭한 에너지원으로 사용되기도 하고, 몸속 이곳저곳에서 우리 몸을 구성하고 작동하는 다양한 원료로 사용되기도 하는 것입니다. 또한 우리 몸에는 수많은 호르몬이 대사에 관여하고 있는데, 이러한 호르몬을 만들어내기 위해서도 지방이 필수적인 재료로 사용됩니다.

지방 섭취가 부족하다면 이러한 호르몬생성이 제대로 이루어지지 못하기에 원활한 대사도 어렵겠죠. 지금까지 너무나도 큰 오해를 받으며 기피 대상 1번이었던 지방은 사실 우리 몸의 핵심적인 영양소인 것입니다. 온갖 저지방 식품만 찾아 먹은 만년 다이어터의 대사가 저하될 수밖에 없던 진짜 이유를 이제 알겠지요?

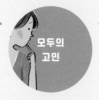

지방을 먹고 체지방을 빼는
저탄고지 다이어트

버터와 코코넛 오일을 넣은 커피를 아침마다 마시고 체중을 감량했다고 하는 사람들이 하나둘씩 늘어나면서 버터 커피의 인기가 날로 높아지고 있습니다. 버터와 코코넛 오일은 포화지방 덩어리인데다가 상당한 고칼로리 음식인데 말이죠. 살찔까 봐 커피는 무조건 아무것도 넣지 않은 아메리카노만 그동안 고집해 왔는데, 버터와 코코넛 오일을 잔뜩 넣은 커피라니…. 그런데 이상한 것은 이렇게 살을 뺐다는 사람들이 점점 더 많아지고 있다는 것이죠.

이뿐만이 아닙니다. 지방이 잔뜩 낀 삼겹살도 서슴없이 먹어가면서 살을 뺀다는 거죠. 지방은 다이어터들이 가장 피해야 하는 식품 아닌가요? 그런데 이 방식으로 고도비만에서 환골탈태한 사람들이 점점 늘어나고 있습니다. 도대체 무엇이 이것을 가능하게 하는 것일까요?

지방이 진짜 살찌는 원인일까?

저지방 우유와 같은 저지방 식품이 아직도 다이어트 시장에 불변의 법칙처럼 자리 잡고 있습니다. 지방은 먹는 즉시 우리 몸에 저장되기 때문에 체중 감량을 위해 절대적으로 피하고 단백질과 탄수화물 위주의 식품을 섭취해야 한다는 생각일 것입니다. 그런데 사실 좋은 지방은 우리 몸에서 깨끗하게 연소되며 상당히 영양가가 높은 에너지원입니다. 또한, 지방은 세포벽과 호르몬의 구성 성분으로 섭취가 부족할 경우 건강에 상당히 큰 영향을 미칩니다. 또한, 비타민 A, E, D, K와 같은 지용성 비타민은 지방 섭취가 부족하면 우리 몸에 제대로 흡수되지 않습니다. 왜냐하면, 해당 비타민은 지방이 우리 몸속으로 흡수되는 경로를 통해 지방과 함께 흡수되기 때문이죠. 즉, 지방은 단순히 체지방으로 저장되는 불필요한 물질이 아니라 우리 몸에 필수적인 역할을 하기에 충분한 섭취가 이루어져야만 장기적으로 건강하게 체중 감량 및 유지를 할 수 있습니다.

이 글을 읽고도 건강은 제쳐두고 일단 지방을 섭취하면 체중이 증가할 것이라는 두려움을 느끼고 있는 분들이 있을 것입니다. 그런데 사실 지방을 섭취하면 오랫동안 포만감을 유지하도록 도움을 주기 때문에 과식과 군것질을 줄일 수 있어 오히려 다이어트에 도움이 됩니다.

지방 섭취가 진짜로 체중 증가와 연관이 있는 것인지 체중 증량과 감량에 주요한 역할을 하는 두 가지 호르몬인 인슐린과 글루카곤 분비의 측면에서 설명해 보겠습니다.

지방 섭취와 인슐린 분비

탄수화물 위주의 음식을 섭취하면 포도당을 에너지로 활용하고 여분의 포도당을 지방으로 저장하기 위해 인슐린이 분비됩니다. 인슐린이 과도하게 자주 분비되는 식습관을 유지하면 세포에서 인슐린을 잘 받아들이지 않는 인슐린 저항성이 발생하게 되어 결과적으로 우리 몸은 세포에 에너지 공급은 잘하지 못하고, 동시에 분비되는 인슐린은 열심히 탄수화물을 지방으로 저장하게 됩니다.

여기서 끝나는 것이 아니라 인슐린 수치가 높으면 지방이 에너지로 활용되기 어려우므로 지방 세포 안에 지방이 갇혀 있는 현상이 발생합니다. 반대로 인슐린이 분비되지 않는 상황에서는 오히려 지방 세포 안에 저장되어 있던 지방이 흘러나와 에너지로 활용될 기회를 맞이합니다. 즉, 탄수화물 섭취를 절대적으로 낮춰 인슐린 분비가 거의 되지 않는 환경에서 지방 섭취를 늘린다면, 식이 지방이 체지방으로 직행하는 것이 아니라 우리 몸의 에너지원이 되는 것입니다. 또한, 지방은 인슐린 분비를 전혀 자극하지 않기 때문에 오히려 지방 세포 안에 갇혀 있던 지방까지 흘러나와 에너지로 활용될 기회를 맞이하게 됩니다. 쉽게 비유하자면 인슐린은 마치 지방 창고를 굳건하게 지키는 문지기와 같은 역할을 하는 것이고, 이 문지기가 지키고 있는 한 지방 창고는 쉽게 열리지 못해 지방을 꺼내 에너지로 활용할 수 없는 것입니다. 문지기를 제거하여 지방이 창고 밖으로 나와 에너지로 활용될 수 있는 방법은 인슐린을 가장 많이 자극하는 탄수화물 섭취를 줄이는 것입니다. 다시 한번 강조하지만, 지방 섭취는 인슐린을 자극하지 않습니다.

여기 세 가지 식단 그룹별로 식후 인슐린과 글루카곤 분비를 측정한 연구 결과가 있습니다. 저지방 식단, 저혈당 지수(GI 지수) 식단, 초저탄수화물 식단으로 분류하여 실험하였는데, 저지방 식단은 곧 고탄수화물을 의미하며, 이 식단의 경우 식후 인슐린 분비가 가

인슐린과 글루카곤의 식후 변화

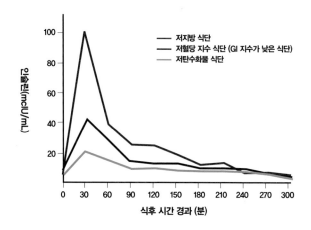

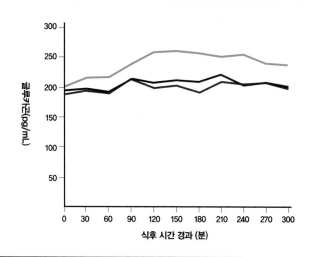

출처: https://www.ncbi.nlm.nih.gov/pubmed/23483989

장 급격하게 상승한 것을 그래프에서 볼 수 있습니다. 반면 초저탄
수화물 식단(보통 고지방식을 동반함)을 한 그룹의 식후 인슐린 분비
가 가장 낮았습니다.

인슐린과 반대 작용을 하여 오히려 몸에 저장된 포도당과 지방
을 활용하도록 돕는 글루카곤은 초저탄수화물 식단의 경우에 가장
높게 분비되었습니다. 지방 섭취는 대사 경로가 달라 인슐린 분비
를 자극하지 않기 때문에 이와 같은 현상이 발생하는 것입니다. 즉,
과도한 정제 탄수화물 위주의 식단으로 인해 과체중 혹은 비만이
된 현대인 대다수는 인슐린 분비를 줄일 필요성이 있으며, 이는 탄
수화물 섭취를 줄이고 지방 섭취를 늘리는 방법으로 가능합니다.

지방 섭취와 대사율

탄수화물은 즉각적인 에너지를 주는 반면에 오래가지 못합니
다. 따라서 반짝하는 에너지가 필요한 100m 달리기 혹은 역도 선수
의 경우 탄수화물 비율이 높은 식단을 권장하곤 합니다. 지방의 경
우 탄수화물과 달리 처음에 반짝하는 에너지를 주지는 않지만, 오
랫동안 꾸준한 에너지를 제공합니다. 따라서 종일 꾸준한 에너지를
요구하는 현대인 대다수에게는 고지방 식단이 도움이 될 수 있습니

다. 저탄수화물 고지방 식단을 하면 혈중 인슐린 농도가 상당히 낮게 유지되어 지방 세포 속에 저장되어 있던 지방을 꾸준하게 에너지원으로 활용할 수 있습니다. 때문에 음식을 섭취한 뒤 시간이 오래 지나도 체내 저장된 지방으로 꾸준히 에너지를 공급받을 수 있는 것입니다. 끔찍이도 싫은 내 뱃살이 에너지 저장고였던 셈이지요.

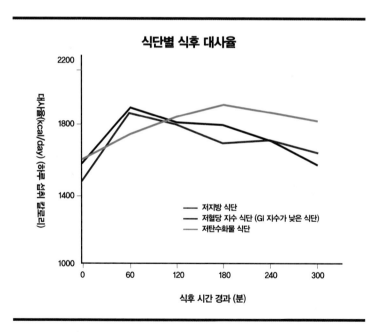

즉, 지방을 섭취한다고 모두 체지방으로 저장되어 체중 증가에 원인이 되는 것이 아니라 오히려 체내 대사율을 오랫동안 높이며 포만감 또한 길게 유지하는 역할을 하는 것입니다. 또한, 우리 몸에 저장된 지방까지 활용할 기회를 얻는 것이지요. 물론 과도한 탄수화물 섭취와 동시에 고지방식을 한다면 인슐린 분비로 인해 지방은 저장되고 탄수화물이 주 에너지원으로 활용되기 때문에 지방의 비율을 늘릴 때는 탄수화물 섭취 비율을 반드시 줄일 필요가 있습니다. 그렇지 않으면 고탄수화물 고지방식, 기름에 튀긴 도넛 또는 삼겹살과 흰쌀밥을 같이 먹는 것처럼 살찌는 식단이 되는 것이죠.

지방으로 대사를 높이자

대다수의 다이어터들은 장기간 저칼로리식을 해오며 그동안 지방 섭취를 많이 하지 않았을 것입니다. 다이어터들이 아니더라도 현대인 대부분은 지방을 건강을 해치는 원흉처럼 오해하고 있어서, 지방 섭취를 꺼리고 탄수화물 식단 위주로 섭취해왔을 것입니다. 외식 메뉴를 생각해봐도 쉽게 알 수 있습니다. 저탄수화물 식단을 시작하면 외식하기가 참 어려울 만큼 요즘 우리가 먹는 음식이 대부분 탄수화물에 치중되어 있습니다.

장기간 탄수화물 위주로 식사를 한 경우, 거의 탄수화물만을 주요 에너지원으로 사용하는데 몸이 익숙할 것이고 지방을 에너지로 원활하게 활용하는 기능이 저하되었을 가능성이 큽니다. 예를 들어 우리가 평소에 자주 사용하는 근육은 발달하고, 사용하지 않는 근육은 쇠퇴하는 것처럼요. 특히 쌀밥을 주식으로 삼는 대한민국에 태어나 빵, 떡, 면을 늘 달고 사는 한국인은 더더욱 지방을 에너지로 적극 활용하지 못할 것입니다. 따라서 처음 한 달간은 지방 섭취 비율을 많이 높이고 탄수화물 섭취를 상당량 제한하여 몸이 지방을 잘 대사하는 모드로 바꿔줘야 합니다. 그 후 서서히 탄수화물 비율을 조금 더 높이고 반대로 지방 섭취 비율을 그에 따라 조절하여 낮추는 방식으로 장기적인 몸의 대사를 맞춰가는 것을 추천합니다.

탄수화물은 연료로 비유하자면 우리 몸에 반짝이는 에너지를 주는 번개탄과도 같은 것이고, 지방은 비교적 천천히 오래 타는 숯으로 비유할 수 있습니다. 따라서 즉각적인 에너지가 필요할 때는 탄수화물이 매우 효과적일 테지만, 종일 꾸준한 에너지 레벨로 생활을 하기 위해서는 지방이 효과적입니다.

　앞서 언급한 식후 시간 경과에 따른 대사율 측정 그래프를 살펴봐도 탄수화물 섭취를 크게 줄이면 지방이 에너지원으로 적극 활용되고 꾸준하게 높은 상태의 대사율을 유지하는 것을 알 수 있습니다. 즉, 좋은 지방 섭취와 함께 탄수화물 섭취를 줄인다면 고급 연료인 지방이 에너지원으로 적극 활용되어 우리 몸의 대사에 불을 붙이고 종일 꾸준하게 활활 타오르게 될 것입니다.

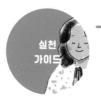

지방 대사에 불을 붙이는 방법

첫 한 달간 식이섬유를 제외한 순탄수화물을 하루에 50g 미만으로 제한합니다. 단백질도 너무 많이 섭취하면 당 신생 작용으로 몸속에서 포도당을 만들어내기 때문에 적당한 비율로 섭취합니다. 처음에는 탄수화물:단백질:지방의 비율을 1:2:7 정도로 시작하며 컨디션에 따라 조정하면 좋습니다. 단, 1:2:7은 절대적인 음식의 양이 아니라 칼로리로 환산한 숫자의 비율입니다. '어떻게 하루 음식의 70%를 지방으로 먹을 수 있을까?'라고 생각하겠지만, 지방은 같은 그램 수 대비 두 배 이상 높은 칼로리를 함유하고 있습니다. 즉, 생각보다 엄청난 양의 지방을 먹지는 않습니다.

- **탄수화물 1g = 4kcal**
- **단백질 1g = 4kcal**
- **지방 1g = 9kcal**

하루 2,000kcal 섭취를 기준으로 1:2:7 비율을 따져보면,

- **탄수화물 200kcal / 4kcal = 50g**
- **단백질 400kcal / 4kcal = 100g**
- **지방 1,400kcal / 9kcal = 156g**

위와 같고, 실제 절대적인 양으로는 단백질은 탄수화물의 2배, 지방은 탄수화물의 3배 성도의 그램 수로 먹는다고 생각하면 됩니다. 이를 음식으로 비유하자면, 탄수화물 200kcal=흰 쌀밥 2/3공기, 단백질 400kcal=닭가슴살 400g, 지방 1,400kcal=올리브유 11스푼으로 가늠할 수 있습니다.

*주의할 점! 한 가지 음식에 한 가지 영양소만 있는 것이 아니고 모든 음식은 탄수화물, 단백질, 지방이 골고루 섞여 있습니다. 'Fat Secret'이라는 앱을 통해 식품별 탄/단/지 함량을 확인할 수 있습니다.

하지만 이 공식은 절대적인 것이 아니고 각자의 상황에 맞게 비율을 조정할 수 있습니다. 다만 처음에는 최대한 50g 미만의 순탄수화물(총 탄수화물에서 식이섬유를 제외한 탄수화물)을 섭취하는 것에 신경을 써보세요. 이후 한 달 뒤, 원한다면 탄수화물 비율을 서서히 높

이고 지방 섭취율을 그에 따라 조절하세요. 1:2:7 상태가 편하다면 그대로 유지해도 무관합니다.

각자 최상의 컨디션을 유지할 수 있는 자신만의 탄수화물:단백질:지방 비율을 서서히 찾아가야 합니다. 단, 탄수화물 비율이 늘어나면 반드시 지방의 비율을 줄여서 에너지원으로 사용되지 않는 지방이 몸에 저장되지 않도록 해야 합니다. 동시에 탄수화물의 비율이 전체 비율 중 가장 큰 비율을 차치하지 않도록 신경을 써줍니다.

러브에코
동영상

지방은 제대로 알고 먹어야 도움 된다
포화지방 vs 불포화지방

탄수화물과 단백질의 종류가 다양한 것처럼 지방도 다 같은 지방이 아닙니다. 지방을 구성하는 구조에 따라 몸에 작용하는 기능도 다릅니다. 우선 지방의 종류를 알아봅시다.

흔히 포화지방과 불포화지방을 동물성 지방과 식물성 지방이라고 각각 구분 지어 생각하는데 사실 모든 음식에는 포화지방과 불포화지방이 혼합되어 있으며, 단지 지방 구성 비율로 어떤 지방이 더 높은지를 보게 되는 것입니다. 따라서 삼겹살에 있는 동물성 지방에도 포화지방뿐만 아니라 우리가 흔히 식물성 지방이라 생각하는 불포화지방도 함유되어 있으며, 비교적 다른 음식에 비해 포화지방의 비율이 높아서 동물성 지방을 포화지방이라고 생각하는 것입니다.

지방산은 수소(H) 원자로 둘러싸인 탄소(C) 원자의 사슬로 구성되어 있는데, 이 결합 유형에 따라 '포화지방'이나 '불포화지방'으로 결정이 됩니다.

포화지방산의 경우, 수소가 빈틈없이 탄소와 결합하여 탄소를 둘러싼 포화상태이기 때문에 '포화지방산'으로 기억하면 되고, 불포화지방산의 경우, 수소 결합의 빈틈이 있어 탄소끼리 이중결합이 되어있기에 포화하여 있지 않아서 '불포화지방산'이라고 기억하면 됩니다. 따라서 포화지방은 이중결합 없이 수소가 탄소를 모두 둘러싸고 있기 때문에 화학적으로 매우 안정적인 고체의 형태를 띠고 있으며, 그만큼 고온에서도 안정적이고 쉽게 산화되지 않습니다. 코코넛 오일과 버터가 고체 형태인 이유가 바로 이 포화지방의 비율이 높기 때문입니다. 불포화지방은 수소 결합의 빈틈이 있어 화학적으로 포화지방보다는 비교적 불안정한 액체 상태이고, 포화지방보다 산화 또는 산패될 우려가 더욱 큽니다. 대부분의 식물성기름은 불포화지방으로 생각하면 됩니다.

다만, 이 내용은 어떤 지방산이 몸에 좋은지에 대한 내용이 아니라, 쉽게 산화되지 않는 안정성의 관점에서 말씀드린 내용이니 이 점을 꼭 기억해주세요. 간혹 이 내용만 보고 '불포화지방이 몸에 해롭단 말이야?'라고 오해하시는 분이 있습니다. 지방은 가열 여부에 따라 용도가 다르다는 것이지, 불포화지방의 좋고 나쁨을 이야기하는 것이 아닙니다.

즉, 우리가 알고 있는 장점 많은 올리브유가 불포화지방이어서 나쁘다는 내용이 아니고, 포화지방보다는 비교적 덜 안정적이기 때문에 산화 및 산패될 위험이 크며 더욱 조심히 다뤄야 한다는 내용입니다. 그래서 불포화지방 오메가3 함유량이 높은 들기름을 판매할 때 저온 압착 생들기름임을 강조해서 판매하는 것이죠.

단일불포화지방산과 다가불포화지방산

불포화지방산은 또 두 가지로 나뉘게 되는데, 앞서 말씀드린 수소 결합의 빈틈의 수가 한 개이면 단일불포화지방산, 두 개 이상이

기름별 지방 함유량

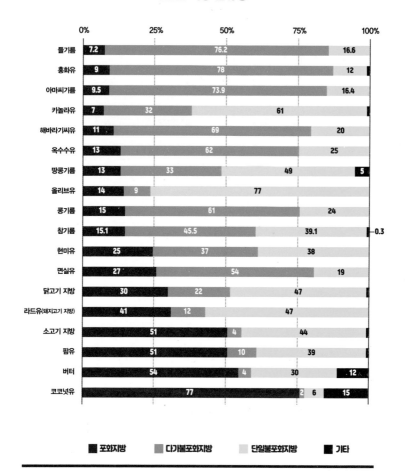

	포화지방	다가불포화지방	단일불포화지방	기타
들기름	7.2	76.2	16.6	
홍화유	9	78	12	
아마씨기름	9.5	73.9	16.4	
카놀라유	7	32	61	
해바라기씨유	11	69	20	
옥수수유	13	62	25	
땅콩기름	13	33	49	5
올리브유	14	9	77	
콩기름	15	61	24	
참기름	15.1	45.5	39.1	0.3
현미유	25	37	38	
면실유	27	54	19	
닭고기 지방	30	22	47	
라드유(돼지고기 지방)	41	12	47	
소고기 지방	51	4	44	
팜유	51	10	39	
버터	54	4	30	12
코코넛유	77	2	6	15

면 다가불포화지방산입니다. 단일불포화지방산은 다가불포화지방산보다는 비교적 안정적이며 약간의 열에는 산화될 가능성이 적습니다.

반면 다가불포화지방산은 빛, 공기, 열에 매우 취약하므로 쉽게 산화되면서 활성산소가 나와 발암물질로 전환될 가능성이 큽니다. 따라서 다가불포화지방산을 많이 함유한 기름은 절대 가열하여 조리하면 안 되고, 기름을 제조하는 과정도 저온 압착 방식이 아니고 열을 가하는 방식이라면 기름이 산화되어 우리 몸에 염증을 유발할 수 있습니다.

우리가 흔히 올리브유는 높은 온도에서 조리하면 안 된다는 내용을 자주 들어서 알고 있고, 옥수수유와 콩기름은 튀김 요리 등 높은 온도의 가열식 조리에 많이 활용하고 있는데요. 오히려 옥수수유와 콩기름의 다가불포화지방산이 올리브유보다 훨씬 더 많아서 안정적이지 않아 가열식 요리에 적합하지 않은 기름입니다.

즉, 안정적이고 쉽게 산화되지 않는 순서는 포화지방산 〉 단일불포화지방산 〉 다가불포화지방산이고, 가열 조리의 경우 포화지방산이 높은 기름을 사용하는 것이 조금 더 안전하며 다가불포화지방은 생으로 섭취하는 것을 권장합니다.

마지막으로 다가불포화지방은 우리가 자주 들어본 오메가-3와 오메가-6 지방산으로 나뉘게 됩니다.

오메가-3와 오메가-6

우리는 흔히 오메가-3가 건강에 좋은 지방산, 오메가-6가 나쁜 지방산이라고 생각하는 경향이 있는데요, 사실 그렇지 않습니다. 오메가-3 지방산은 혈중 중성지질 개선 및 혈행 개선에 도움을 주며, 오메가-6는 혈관 염증 억제 효과 및 혈관 벽을 튼튼하게 하고 심혈관 질환을 예방해줍니다.

다만, 오메가-6는 너무 과하게 섭취하면 오히려 몸 안에 만성적인 염증을 만드는데, 현대인은 식생활을 통해 이미 너무 과도한 오메가-6를 섭취하고 있으며 상대적으로 오메가-3를 너무 적게 섭취하고 있어서 오메가-3 지방산이 더욱 강조되고 있습니다. 우리가 흔히 쓰는 식물성 기름인 콩기름이나 옥수수유, 그리고 옥수수 사료를 먹고 자란 육류를 통해 이미 상당히 많은 오메가-6를 섭취하고 있어요.

앞서 언급한 열, 빛, 공기, 수분 등으로 인해 산화되는 것에 대한 안정성으로 보자면 오메가-3 지방산이 오메가-6 지방산보다 더 취약합니다. 따라서 오메가-3 함유량이 높은 들기름은 반드시 볶지 않은 냉압착 들기름으로 구매하고, 개봉 후 한 달 이내에 섭취해야 하며 가열식 조리를 하면 안 됩니다. 예를 들어, 몸에 좋은 김치를 들기름에 볶는다면, 들기름에 함유된 오메가-3가 산화되어 몸에 염증을 일으키는 해로운 물질로 변하게 되는 것입니다.

지방의 안전성

지방의 산화 및 산패로부터의 안정성을 순서대로 다시 한번 정리하자면,

포화지방 〉 단일불포화지방 〉 다가불포화지방(오메가-6) 〉 다가불포화지방(오메가-3) 순입니다. 포화지방 비율이 매우 높은 코코넛 오일은 매우 안정적이기 때문에 산화 및 산패 우려가 가장 적어 가열식 조리에 활용도가 높고 장기간 보관하기에도 좋지만, 다가불포화지방 비율이 높은 대부분의 식물성 기름은 안정성이 낮아 산화 및 산패되기 쉽습니다.

즉, 가열하여 조리할 때 포화지방 비율이 높은 기름을 활용하는 것이 좋고, 들기름과 같은 오메가-3가 풍부한 기름은 가열하지 않고

생으로 섭취하는 것이 좋습니다. 빛, 공기, 열에 매우 취약한 식물성 기름이 마트에 버젓이 진열되어 있고, 구매를 해서 섭취해도 산패된 기름이라고 느끼기 어려운 경우가 많은데, 이는 그만큼 화학적 처리를 많이 하거나 합성 산화방지제 등이 첨가되었음을 의미합니다. 들기름의 경우 저온 압착 생들기름을 구매한 후 냉장 보관하고 개봉 후 최대한 빠르게 섭취해야 합니다. 아무리 좋은 기름이라도 조리와 보관 방법에 따라 180도 다른 물질로 변할 수 있기에 그만큼 주의를 기울여 주세요.

다시 한번 강조하지만, 이 내용은 포화지방이 좋고 불포화지방이 나쁘다는 내용이 절대 아닙니다. 지방의 구조상 포화지방과 불포화지방의 섭취 및 조리 방법이 다르다는 점을 기억해 주시고, 다양한 지방을 골고루 드시되 섭취 방법만 유의해주세요.

먹으면 독이 되는 나쁜 지방은?

지방 역시 좋은 지방이 있고 나쁜 지방이 있습니다. 가장 대표적인 '나쁜' 지방은 바로 트랜스지방입니다.

트랜스지방

앞서 언급한 포화지방도 불포화지방도 아닌 트랜스지방은 불안정한 액체 상태의 불포화지방산(주로 식물성기름)을 유통하기 편리한 고체 상태로 가공하기 위해 수소를 인위적으로 첨가하는 과정에서 생성되는 화학적 지방입니다. 대표적인 트랜스지방은 마가린과 쇼트닝인데, 과자, 케이크, 빵, 가공 초콜릿, 감자튀김, 치킨, 팝콘 등에 사용되는 경우가 많습니다. 이러한 트랜스지방은 몸에 매우 해로울 뿐만 아니라 몸밖으로 배출도 잘되지 않기 때문에 무조건 피해야 합니다.

포화지방과 불포화지방 중에서도 되도록 섭취를 피해야 하는 지방이 있습니다. 지방은 체내의 독소를 저장하는 공간이기 때문에 유전자조작식품(GMO) 사료를 먹고 자라거나 열악한 사육환경에서 스트레스를 받으며 자란 동물의 지방은 우리 몸에 해롭습니다. 따라서 고기를 섭취할 때 되도록 동물복지 및 무항생제 인증을 받은 것을 선택하고, 목초 사육 혹은 유기농 소고기와 우유를 섭취하는 것이 우리 몸에 이롭습니다. 만약 좋은 동물성 지방 섭취가 어렵다면 되도록 지방이 없는 부위의 고기에 올리브유와 생들기름과 같은 좋은 식물성기름을 함께 섭취하는 것을 추천합니다.

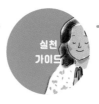

러브에코
동영상

건강하게 지방을 섭취하는
똑똑한 조리 방법

* 가열 조리에 취약한 불포화지방산 함유량에 따라 분류

* 가정에서 많이 섭취하는 콩기름과 옥수수유는 유전자조작 작물로
만들어졌을 가능성이 커 추천하지 않습니다. 또한 다가불포화지
방 비율이 높아 고온 조리에 적합하지 않습니다.

튀김 요리 / 강한 불 볶음 요리	정제 아보카도 오일, 기(Ghee) 버터, 오리 오일, 거위 오일, 수지(쇠기름), 정제 카놀라유(non-GMO), 코코넛 오일
약한 불 조리 / 가벼운 볶음 요리	현미유, 올리브유, 카놀라유(non-GMO), 라드유(돼지기름)
베이킹	버터, 코코넛 오일, 아보카도 오일
샐러드/ 조리 후 두르기/ 생으로 섭취	올리브유, 엑스트라 버진 올리브유, MCT 오일, 들기름. 아마씨유, 참기름, 포도씨유. 해바라기유

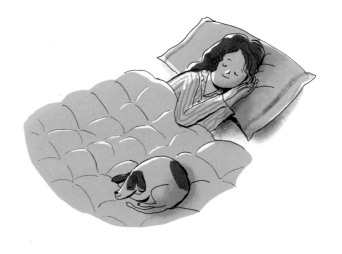

Chapter 4

단백질 부족은 악순환을 부른다,
필수 아미노산이 풍부한 좋은 단백질을 섭취하라

'고기를 즐겨 먹는 사람'하면 여러분의 마음속에 떠오르는 이미지는 어떤 모습인가요? '한 덩치'하는 식욕이 왕성한 사람이 떠오르지 않나요? 다이어트를 하면서 고기를 많이 먹는 것은 어쩐지 어색한 조합인 것처럼 보입니다. 왠지 고기는 묵직한 느낌이 들어 부담스럽기도 하고, 몸도 무거워지는 것 같다가 산뜻한 과일을 보면 가벼워지는 느낌이 듭니다. 그래서 다이어트를 다짐하고 장을 보러 가면 정육 코너보다는 채소와 과일 코너 앞을 더 서성이게 될 것입니다.

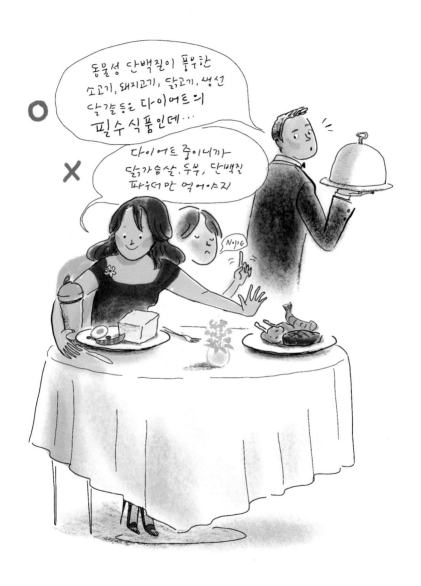

그런데 이와 다르게 실은 다이어터들도 고기를 잘 챙겨 먹어야 합니다. 사실 고기만을 한정 지어서 말하는 것은 아니고, 우리 몸의 대사가 원활히 잘 되려면 단백질을 잘 챙겨 먹어야 한다는 의미입니다. 왜 하필 고기로 비유를 들었는지를 설명하자면, 아무래도 육류 단백질이 우리 몸에 꼭 필요한 필수 아미노산을 모두 함유한 좋은 단백질 급원이기 때문입니다. 또한, 근육을 늘리고 지방을 분해하는 매우 반가운 영양소인 카르니틴이 풍부한 식품이 바로 소고기입니다. 카르니틴이 부족한 사람들은 원활한 지방 대사가 어렵다고하니 이제 더는 부담 갖지 않고 고기를 먹을 수 있겠죠?

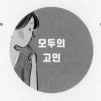

붉은 살코기는 몸에 해롭다?

'단백질'하면 생각나는 것이 무엇인가요? 보통 보디빌더와 같이 근육을 늘리거나 유지가 필요한 사람이 섭취하는 닭가슴살, 단백질 파우더 같은 영양소 정도로 많이 생각할 텐데요. A씨 역시 고기보다 왠지 부담 없이 섭취하고 싶어 두부나 콩 위주의 단백질을 섭취해왔습니다.

그런데 그런 A씨를 보고 주변에서 예로부터 우리는 여름철 보양식으로 삼계탕과 같은 고단백 음식을 섭취해왔고, 힘을 내려면 고기 같은 단백질은 꼭 챙겨 먹어야 한다는 말을 자주 합니다. 또한, 건강을 위해서 필수 아미노산도 꼭 섭취해야 한다고 들었는데 아미노산은 또 무엇인지…. 근육에는 딱히 관심이 없는데도 단백질을 굳이 신경 써서 챙겨 먹어야 할까요? 콩 단백질만 잘 먹으면 괜찮지 않을까요?

생명을 관장하는 단백질의 놀라운 기능

한때 육식이 몸에 해롭다며 채식주의 열풍이 불었습니다. 물론 개인적인 신념에 의해 채식을 하는 분들도 있지만, 육식이 몸에 해롭다는 잘못된 정보를 접하고 무작정 고기 섭취를 피하는 분들도 있습니다. 일부 채식을 주장하는 분들은 콩과 곡식의 단백질을 통해 필수 아미노산을 모두 섭취할 수 있어 동물성 단백질 섭취가 불필요하다고 하지만, 실제로 동물성 단백질 없이 필수 아미노산을 충분히 섭취하려면 상당히 큰 노력이 필요합니다. 채식만으로 필수 아미노산의 결핍을 피하려면 매우 다양한 종류의 식물성 단백질을 챙겨 먹어야 단백질 부족 증상을 막을 수 있습니다. 따라서 건강을 위해서는 동물성 단백질 섭취가 필요하며 실제 적절한 단백질 섭취는 체중 감량에 도움을 줄 수 있다는 수많은 연구 결과가 있습니다.

단백질이란?

우리 몸은 머리끝부터 발끝까지 단백질로 이루어져 있습니다. 단백질은 우리 몸을 구성하는 물질일 뿐만 아니라 인체의 여러 가지 기능을 담당하는 매우 중요한 물질입니다. 영어로 단백질은

'Protein'인데 이는 그리스어 프로테이오스(Proteios)에서 유래된 말로 '으뜸, 우선'이라는 의미가 있는 만큼 단백질이 얼마나 중요한 영양소인지를 알 수 있습니다.

단백질의 기능

단백질의 기능은 크게 3가지로 분류할 수 있는데,

1. 에너지원
2. 피부, 근육, 머리카락, 손톱과 같은 몸 구성 물질
3. 생리기능 조절 물질로 효소와 같이 체내에서 일어나는 화학반응을 촉매하거나, 호르몬처럼 신체의 다른 부위로 신호를 전달하거나, 면역을 담당하는 항체의 주된 구성 성분입니다.

즉, 단백질이 근육에 미치는 영향은 다양한 기능 중 극히 일부이며, 단백질 부족으로 발생할 수 있는 현상이 엄청나게 많습니다. 앞서 언급한 에너지원으로서 단백질은 우리 몸에서 가장 비선호하는 에너지원이기에 더는 사용할 탄수화물과 지방이 몸에 남아있지 않을 때 가장 마지막으로 동원됩니다. 따라서 단백질은 주로 몸을 구성하고 생리기능을 조절하는 물질이라고 생각하면 됩니다.

즉, 원활한 인체 조직의 생성, 성장, 회복이 이루어지려면 단백질이 필수적이기에 근육량을 늘리려는 근육질의 남자뿐만 아니라 남녀노소 누구에게나 일정량의 단백질 섭취가 강조되는 것입니다.

하루 적정 단백질 섭취량은?

- 체중 1kg당 1g의 단백질이 필요한데, 이는 음식의 절대적인 무게가 아니라, 음식에 함유된 단백질 양을 기준으로 한다. 예를 들면, 삼계탕 1인분에는 50~60g의 단백질이, 삶은 달걀 1개에는 6g의 단백질이 들어 있다.

- 한 번에 우리 몸이 소화 흡수할 수 있는 단백질 양은 20~30g 정도. 그래서 한 번에 많이 먹기보다는 20~30g씩 나눠서 섭취하면 좋다.

- 저탄수화물 식단을 할 때 탄수화물이 줄어든 비율에 따라 단백질과 지방 비율을 늘려야 한다. 만약 1일 탄수화물 섭취량을 50g 정도로 줄인다면 단백질은 하루 100g 정도로 늘려서 섭취할 필요가 있다.

필수 아미노산은 왜 꼭 챙겨 먹어야 할까?

아미노산이란?

단백질의 중요성은 이제 익히 들어서 잘 알겠는데, 아미노산은 도대체 또 무엇일까요? 당질 또는 탄수화물이라는 큰 그룹 안에 포도당, 과당 등 작은 단당류들이 기본 단위를 이루고 있고 이러한 탄수화물 음식을 우리가 섭취하면 몸속에서 가장 작은 단위인 단당류로 분해되는 것과 같이 단백질이라는 큰 그룹을 가장 작은 단위로 나누면 아미노산이 되는 것이고, 결국 이 작은 아미노산들이 우리 몸속에서 서로 다시 결합하여 단백질을 이루는 것입니다. 즉 우리의 피부와 모발은 이렇게 작은 단위의 아미노산들이 서로 결합하여 만들어낸 물질로 생각하면 됩니다.

그런데 아미노산은 한 종류가 아니고 20가지 종류가 있어 이들이 서로 다른 종류와 순서대로 결합하여 인체에 필요한 다양한 단백질을 만들어냅니다.

단백질 음식을 섭취하면 체내에서 아미노산 단위로 분해되어 흡수되는 것이고, 다시 이러한 아미노산이 서로 결합하여 새로운 물질을 만들어내는 것입니다. 즉, 우리가 생선을 먹는다고 우리 몸 안에 생선 단백질이 있고 고기를 먹는다고 고기 단백질이 있는 게 아니라 이것들이 다양한 종류의 작은 아미노산으로 분해되어 다시 결합하여 필요한 곳에 쓰이는 것입니다.

아미노산은 펩타이드 결합이라고 하는 화학 결합을 통해 사슬과 같이 길게 연결되는데, 이 사슬이 회전하고 꼬이고 접히면서 2차·3차·4차의 입체적인 구조를 이루고 고유한 기능을 갖게 됩니다. 그런데 종류가 같은 아미노산이 같은 수로 결합하여 있더라도 순서가 하나라도 다르면 전혀 다른 단백질이 됩니다. 예를 들어 A, B, C 세 종류의 아미노산이 있다고 가정해보면, 같은 종류와 같은 숫자의 아미노산이라도 A, B, C 순서대로 결합한 것과 B, A, C 결합 또는 C, A, B 등은 서로 전혀 다르다고 볼 수 있습니다. 따라서 20가지의 아미노산이 서로 다르게 계속해서 결합해간다면 그 종류만 해도 엄청나고, 사실상 더 많은 아미노산이 서로 결합할 수 있기에 단백질의 종류는 무한대까지도 갈 수 있으며 그만큼 우리 몸에 다양한 기능을 수행할 수 있는 복잡한 물질인 것입니다.

이렇게 '어떤 아미노산을 어떤 순서로 결합하여 어떤 단백질을 만들어라'하는 정보가 바로 우리 몸의 설계도인 DNA와 같은 유전 정보에 저장되어있고, 단백질은 해당 설계도에 따라 실제로 만들어진 최종적인 입체 구조의 실체입니다.

즉, 자동차를 만들 때도 설계도에 표기된 부품이 빠지면 안 되는 것과 같이 우리 몸의 설계도인 유전 정보에 따라 특정 기능을 수행하는 단백질을 만들기 위해서는 가장 기초 단위의 재료가 되는 20가지 다양한 종류의 아미노산이 체내에 존재해야 합니다. 만약 이 중 결핍되는 것이 있다면 분명 우리 몸이 정상적인 기능을 수행하기 어려워 몸에 다양한 문제가 발생할 것입니다. 따라서 건강을 위해 단백질, 특히 필수 아미노산을 꼭 섭취해야 한다고 강조하는 것입니다.

필수 아미노산이란?

그렇다면 필수 아미노산은 무엇일까요? 앞서 20가지 아미노산은 모두 우리 인체에 필요하다고 언급했는데, 필수 아미노산은 이 중에서도 특히 더 중요한 것일까요?

'필수'라는 단어에서 조금 헷갈릴 수도 있는데, 우리 몸은 음식을 섭취하면 몸속에 쌓인 단백질을 분해해서 다시 원료 상태인 아미노산을 만들어내는 재활용 활동을 통해 자체적으로 아미노산을 만들어낼 수 있습니다. 그런데 20가지 아미노산 중 9가지 아미노산은 우리 몸에서 만들어낼 수 없기에 음식으로 섭취해야 합니다. 따라서 9가지 필수 아미노산이 특별히 우리 몸에 더 중요해서 '필수 아미노산'이 아니라 꼭 외부에서 충원, 음식으로 섭취해야 하기 때문에 '필수 아미노산'인 것입니다. 이렇게 자체적으로 우리 몸에서 만들어낼 수 없는 9가지 아미노산을 섭취해서 보충해 줘야지만 정상적인 인체 기능을 수행할 수 있는 것입니다. 그래서 음식이 풍족하지 않았던 시절에는 단백질을 충분하게 섭취하지 못해 허약해졌을 것이고 몸보신을 한다고 이따금 고단백의 보양식을 섭취했던 것이겠지요. 물론 요즘과 같이 음식이 풍부한 상황에서는 고단백의 몸보신 개념은 다소 무의미하지만요.

그렇다면 이렇게 음식으로 꼭 섭취해야 하는 필수 아미노산 9가지를 빠짐없이 잘 챙겨 먹으려면 어떤 음식을 섭취해야 할까요?

| 9가지 필수 아미노산 |

발린, 루이신, 아이소루이신, 메티오닌, 트레오닌, 라이신, 페닐알라닌, 트립토판, 히스티딘

사실 한 가지 음식에 한 가지 아미노산만 들어 있는 것은 아닙니다. 우리의 인체도 20가지 다양한 아미노산의 결합으로 만들어진 것과 같이 육류와 채소도 다양한 아미노산의 결합으로 이루어져 있어서, 한 종류의 단백질 음식을 섭취할 때도 다양한 아미노산을 한 번에 섭취할 수 있습니다.

예를 들어 소고기, 돼지고기, 닭고기, 생선, 달걀 등의 동물성 단백질에는 인체에 필요한 9가지의 필수 아미노산이 모두 들어 있으며, 밀과 일반적인 콩류에는 필수 아미노산 8가지가 들어 있습니다. 동물성 단백질을 먹으면 간단히 9가지 필수 아미노산을 모두 섭취할 수 있겠지만, 채식하는 경우 필수 아미노산의 결핍을 막기 위해 다양한 음식을 섭취해서 이를 해결해야 합니다. 예를 들어 쌀에는 라이신이 부족하고 콩에는 메티오닌이 부족한데 콩밥을 먹으면 서로 부족한 것을 채우고 공급해서 두 필수 아미노산의 결핍을 막아줄 수 있습니다. 즉, 채식하는 경우 다양한 종류의 식물성 단백질을 골고루 섭취해서 필수 아미노산의 결핍을 막는 것이 매우 중요합니다.

단백질 섭취량은 개인마다 다르지만, 일반적으로 체중 1kg당 1g 섭취가 권장되고 있으며, 이는 음식의 무게가 아닌 순수 단백질의 무게이니 이 부분을 주의해주세요. 한 덩이의 스테이크가 100g이라고 해서 100g 모두 단백질은 아니고, 이 중 약 30g 정도가 단백질입니다. 또한, 어린이, 임산부, 노약자의 경우 조금 더 많은 양의 단백질 섭취가 필요합니다.

현대인들은 평소 육류 섭취가 다소 많아서 일반적으로 단백질이 부족한 환경에 살고 있지는 않습니다. 따라서 단백질 또한 과유불급이라는 것을 명심하시고 넘치지도 부족하지도 않은 적당한 양의 단백질 섭취를 권장합니다.

또한, 한 가지 육류에 필수 아미노산이 모두 들어 있더라도 육류를 통해서만 단백질을 섭취하는 것보다는 다양한 종류의 음식으로부터 단백질을 섭취하는 것을 추천합니다.

단백질은 간식과 야식을 줄여주는 포만감 대장

식사를 마치고 2시간만 지나도 괜스레 출출함을 느껴 간식을 먹고, 저녁을 먹었는데도 9시만 되면 밀려오는 식욕을 주체할 수 없어 야식을 먹고, 결국 후회하며 잠이 든다면 단백질 섭취를 조금 더 늘려 보는 것을 추천합니다.

단백질 섭취는 포만감을 더욱 길게 느끼게 하여 간식 혹은 야식의 충동을 줄여줍니다. 과체중 남성들을 대상으로 진행한 연구에 의하면 고단백 식사를 한 그룹은 온종일 포만감을 느꼈으며 특히 밤늦게 먹고 싶은 욕구가 반으로 줄었다고 합니다.[30] 또 다른 연구에서는 식단의 다른 변화 없이 단백질 섭취만 15~30% 늘렸더니 연구에 참여한 과체중 성인들의 체중이 12주간 평균 5kg 감량되었습니다. 이는 단백질 섭취로 인해 렙틴 감수성이 증가하여 식욕 억제가 되었고, 포만감을 더욱 느끼게 되어 칼로리 섭취가 지속해서 감소하였을 것으로 추측합니다.[31]

따라서 주체할 수 없는 식욕으로 다이어트에 매번 실패한다면 우선 단백질 섭취를 늘려 보는 것은 어떨까요?

일주일에 한 번 고기와 이별하면 한층 더 젊어진다

우리 몸을 구성하고 중요한 임무를 수행하는 단백질도 과유불급입니다. 평소에는 단백질이 부족하지 않게 식사하다가 가끔 한 번씩 단백질 섭취를 제한하거나 단식을 하면 우리 몸이 스스로를 청소하는 놀라운 작용인 '오토파지(자가포식)'가 일어납니다.

자가포식이란?

'자가포식'이란 세포 안에서 일어나는 청소 활동 또는 재활용 활동인데, 세포 안의 노폐물과 낡은 단백질을 소기관에서 분해하여 세포의 생존에 필요한 에너지를 만들거나 새로운 세포 소기관을 생성하는데 활용하는 현상입니다. 즉, 낡거나 불필요한 물질을 모아서 깨끗하게 청소한 뒤 그러한 것들을 다시 우리 몸에 유용하게 활용하는 것입니다. 이렇듯 세포 안의 불필요한 쓰레기를 청소하고, 나아가 필요한 것들을 다시 채워주는 정돈 작업이 원활하게 잘 이루어진다면, 우리는 최상의 컨디션과 젊음을 유지할 수 있을 뿐만 아니라 여러 가지 질병까지 예방할 수 있습니다.

자가포식 작용을 일으키기 위한 가장 확실한 방법은 약 24시간 이상 단식을 하는 것이지만, 단식이 어렵게 느껴지면 단백질 섭취만 제한하는 방법으로도 가능합니다. 세포의 성장과 분열을 조절하는 단백질 합성 조절 신호전달 체계인 mTOR(엠토르)가 자가포식 작용을 억제하는데[32], mTOR는 단백질 섭취에 매우 민감하게 반응하여 수치가 올라갑니다. 따라서 단백질 섭취를 제한하여 자가포식 작용을 유도할 수 있습니다.

하지만 단백질은 우리 몸에 필수적이고, 만성적인 단백질 결핍은 우리 몸에 매우 해로우므로 자가포식 작용을 위해 매일 단백질 제한을 하는 것은 추천하지 않습니다. 평소에는 단백질 섭취를 잘하다가 일주일에 하루 정도 단백질 단식일을 정해 하루 동안 매우 극소량의 단백질 섭취를 하는 방법으로 자가포식을 활성화하는 것을 추천합니다.

단, 단백질 단식일에 과도한 탄수화물 섭취는 자가포식 작용을 방해할 수 있으므로 되도록 해당일에는 다른 영양소와 균형을 맞춰 하루 총 칼로리 800kcal 미만으로 섭취하는 게 좋습니다.

식사하는 '시간'에
다이어트 비밀 열쇠가 있다!

3

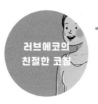

이제 오랫동안 묵혀온 음식과의 오해가 어느 정도 풀리셨나요? 그동안 잘못된 정보로 다이어트에 도움이 되지 않는 식단을 해왔다고 해서 스스로 너무 자책할 필요는 없습니다. 오늘부터 시작해도 전혀 늦지 않습니다. 오히려 보물지도를 획득한 것처럼 기뻐해야 합니다! 그런데 아무리 지도가 있더라도 어떻게 목적지에 가장 빠르고 안전하게 갈 수 있을지 생각을 해봐야 합니다. 천천히 걸어갈 수도 있겠지만, 다른 교통수단을 통해서 더 안전하고 빠르게 갈 방법이 있다면 마다할 이유가 있을까요?

다이어트도 마찬가지입니다. 지금까지 배운 내용이 보물지도라면, 이제부터는 보물이 있는 목적지까지 도달하는 방법에 관한 내용이에요. 만약 앞서 알려드린 식단의 내용을 모두 다 지키는데도 불구하고 왠지 모르게 어딘가 부족한 점이 느껴진다면 더더욱 주목할 필요가 있습니다. 왜냐하면, 여러분을 목적지로 인도할 슈퍼카가 있는데도 불구하고 그동안 여러분이 뚜벅뚜벅 걸어온 것일 수도 있으니까요. 이번 파트에서는 다이어트에 엄청난 영향을 미치는 식사 시간에 대해 살펴보고, 언제, 어떻게 먹는 게 가장 효과적인지 살펴볼게요.

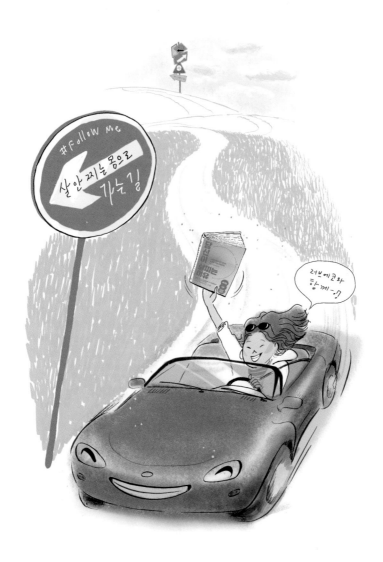

～～～～～

Chapter 1

먹는 시간만 바꿔도 살이 빠진다

～～～～～

조금씩 자주 먹어야 살이 빠진다는 다이어트의 정설. 과연 진짜 일까요? 사실 이는 너무 단순화된 논리입니다. 먹는 음식의 종류에 관한 내용은 빠졌으니까요. 만약 인슐린 분비를 자극하지 않는 지방을 조금씩 자주 먹는다면 몸이 계속 지방을 대사하는 모드로 유지될 테니 큰 문제는 없을 것입니다. 그런데 만약 순식간에 엄청난 인슐린 분비를 일으키는 정제 탄수화물(빵, 떡, 면, 단 음료) 음식을 자주 먹는다면 어떨까요? 이 경우는 우리 몸의 지방을 태울 기회조차 주지 않는 것입니다. 실제 많은 사람들이 바빠서 혹은 살찔 염려로 인해 제대로 포만감 있게 식사하기보다는 손에 잡히는 단 커피와 빵 같은 탄수화물 위주의 음식을 조금씩 자주 먹습니다. 조금만 먹어도 일시적으로 큰 만족감과 에너지가 느껴지기 때문에 많이 먹을 필요도 없는 것이죠. 그런데 문제는 해가 갈수록 살은 더 찌기만 한다는 것입니다. 이번 장에서는 음식을 조금씩 자주 먹는 것이 왜 우리 몸을 더 살찌는 체질로 만드는지 조금 더 자세히 다뤄보겠습니다.

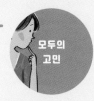

모두의
고민

조금씩 야금야금 수시로 먹으면
진짜 살이 빠질까?

A양은 요즘 배가 아파도 너무 아픈 일이 있습니다. A양은 살찔까 봐 아침은 다이어트 시리얼을 먹고, 점심도 매번 남기고, 이렇게 조금씩 자주 먹는데, 직장 동료 B양은 같이 점심을 먹으면 건강한 남성 부럽지 않을 정도로 남다른 식사량을 자랑하는데도 늘 날씬한 몸을 유지하는 것이죠.

살을 빼려면 조금씩 자주 먹어야 한다는데, 왜 A양의 몸은 그 유명한 다이어트 법칙을 피해 가는 것일까요?

하지만 A양이 모르는 비밀이 한 가지 있습니다. 한 때 B양도 만년 다이어터 생활을 오래 해왔고, 살이 안 빠져서 고생을 많이 했었습니다. 하지만 이제 B양은 다이어트에서 완전히 해방되었고, 요요 없이 현 체중을 꾸준히 유지하고 있어요. 도대체 그 비밀이 뭘까요?

조금씩 자주 먹으면
'지방저장 호르몬'이 계속 분비된다

만년 다이어터라면 모를 수 없는 다이어트 원칙 중의 원칙. 살찌지 않으려면 '조금씩 배부르지 않을 만큼 나눠서 자주자주 먹어야 한다는 것'입니다. 그런데 과연 이 말이 사실일까요? 물론 초저칼로리 음식을 소량만 자주 먹어서 살찌는 일은 없을 것입니다. 영양적인 면과 장기적인 대사 저하는 여기서 언급하지 않겠습니다. 아마도 그러한 종류의 음식은 소량으로 자주 먹지 않고 두 끼 혹은 세 끼 정도로 모아서 먹더라도 별다른 차이가 없을 것입니다.

보통 제대로 된 끼니는 안 먹으면서 자주 조금씩 무언가를 먹는 경우 주로 어떤 음식을 먹을까요? 아마 빵, 떡, 단 음료 등의 과도한 정제 탄수화물 위주의 음식을 섭취했을 것입니다. 이런 분들은 온종일 제대로 된 끼니를 챙겨 먹지도 않는데 왜 살이 안 빠지는지, 혹은 오히려 왜 체중이 자꾸만 불어나는지 답답한 심정일 것입니다.

답은 매우 간단합니다. 조금씩 자주 음식을 먹게 되면 인슐린 분비가 끊임없이 일어나게 됩니다. 앞서 살펴본 바와 같이 과도한 인슐린 분비는 우리 몸의 지방을 더욱 잘 저장하는 상태로 만들어 줍니다. 또한, 음식의 종류가 정제 탄수화물 위주의 음식이기 때문에 혈당을 급격하게 오르게 하고 이를 처리하기 위해 인슐린은 더욱 많이 분비됩니다. 즉, 정제 탄수화물 위주의 식단을 조금씩 나눠서 자주 먹는 습관은 우리 몸에서 인슐린이 쉬지 않고 분비되게 만들며, 지방을 더욱 잘 저장하는 몸으로 만드는 것입니다.

간식을 먹으면 2시간 뒤 반드시 또 먹는다

여전히 조금씩 자주 먹는 것을 포기 못 하겠다면, 먹는 음식의 종류를 바꿔야 합니다. 빵, 떡, 단 음료수 등의 정제 탄수화물은 급격하게 혈당을 올리고, 이에 반응하여 인슐린 분비가 과도하게 분비되기 때문에 약 2시간 정도 후에는 반대로 급격하게 혈당이 저하되어 일시적인 저혈당 증상이 올 수 있습니다. 이렇게 혈당이 내려가면 가짜 식욕이 밀려오고 또다시 탄수화물을 탐닉하게 되는 악순환에 빠져듭니다. 제아무리 절제력이 좋은 사람이라도 아침부터 시작된 고탄수화물의 늪에 빠지게 되면 종일 야금야금 군것질할 수밖에 없는 것이지요.

고탄수화물로 시작된 아침 → 급격한 혈당 저하(저혈당 증상) → 가짜 식욕 → 간식(군것질)

자 이제 B양의 다이어트 비밀을 눈치채셨나요? 그 비밀은 바로 '간헐적 단식'입니다. B양은 사실 하루 18시간은 공복을 유지하고 6시간 동안만 음식을 먹어요. 아침은 거르고 하루 중 가장 잘 챙겨 먹는 식사는 점심 한 끼인 거죠. 저녁은 낫토, 견과류, 샐러드 등 가벼운 식사로 대신합니다. 물론 전체적인 식사량을 모두 합하면 점심때 워낙 마음껏 먹으니 A양이 종일 먹는 양과 비슷한 셈이죠. 이제 간헐적 단식에 대해 자세히 알아볼게요.

단식은 인류가 발견한 최고의 치유 수단이다.

- 파보에어볼라 -

속을 비워두는 것이 바로 병을 고치는 방법이다.

- 히포크라테스 -

단식으로 우리가 자신을 정화시킬 때,
세계의 빛은 우리를 환히 밝혀줄 것이다.

- 간디 -

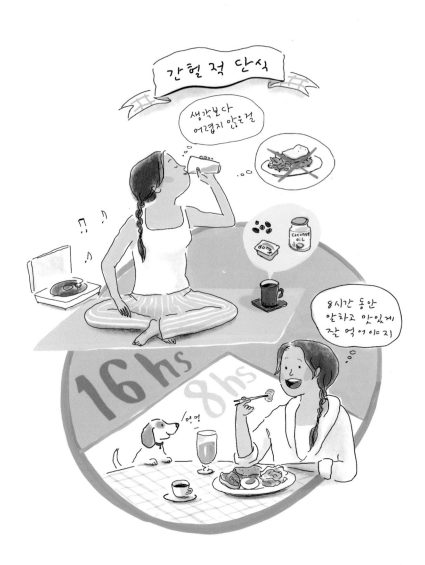

Chapter 2

단식으로 대사에 불을 붙이자,
간헐적 단식의 유익

간헐적 단식이 열풍입니다. 온종일 원래 먹던 세 끼와 같은 양을 두 끼로 나눠 먹기만 해도 살이 빠진다는 것입니다. 그동안 우리가 알던 인풋 대비 아웃풋, 칼로리 이론대로라면 말이 안 되는 이야기 아닙니까? 하지만 저도 지금까지 해온 그 어떤 다이어트 방법보다 가장 큰 효과를 본 것은 단연코 단식이라고 말할 수 있어요. 간헐적 단식을 통해 처음으로 오랜 다이어트의 굴레에서 해방이 되었고, 강박증 없이 음식을 제대로 즐길 수 있게 되었습니다. 그동안 이런저런 다이어트 제품 구매를 위해 돈을 많이 썼는데, 돈을 아껴주는 다이어트는 간헐적 단식이 처음이었어요!

단식에 관한 잘못된 오해

러브에코
동영상

2018년 모 방송사에서 간헐적 단식을 다루고 난 이후 또 한 번 간헐적 단식 열풍이 불었습니다. 그래서 요즘은 단식한다고 해도 주변에서 크게 이상하게 보지는 않지만, 걱정스러운 눈초리와 함께 "굶으면 큰일나! 나중에 요요 심하게 온다!"라고 말리는 일도 있습니다. 단식하게 되면 몸의 기아 모드가 발동해서 음식이 들어올 때 체지방으로 더 많이 저장하려고 한다는 논리를 펼칩니다. 그런데 이 말이 정말 사실일까요?

건강한 남성과 여성을 대상으로 한 연구에서 4일간 단식을 진행 했더니 대사활동 증가를 유도하는 신경전달물질인 노르아드레날린 수치가 약 2배 이상 증가했고, 기초대사율이 12% 증가했다고 밝혔습니다.[33] 4일 정도의 단기간 단식이 대사를 급격히 감소시키는 '기아 모드'와는 정반대로 오히려 대사를 증진해 체중 감량에 더욱 유리한 몸 상태를 만들어 준 것입니다.

영국 퀸즈 의학센터(Queen's Medical Centre)에서 진행한 연구에 의하면 48시간 단식으로 참가자들의 대사율이 평균 3.6% 높아졌다고 합니다. 이는 역시 교감신경을 자극하는 호르몬인 아드레날린과 노르아드레날린에 의한 것으로 추측됩니다.[34]

아드레날린과 노르아드레날린은 체지방 분해를 늘려 신체활동에 사용할 수 있는 에너지를 일시적으로 높여주고 집중력도 높여주는 기능을 합니다. 간단히 생각하면, 과거에는 늘 먹거리가 풍부하게 주어진 것이 아니었고, 며칠을 굶다가 생존을 위해 먹거리를 찾아 나서야 했을 것입니다. 그런데 만약 이러한 굶주림 상태에 대사가 저하된다면 먹거리를 찾아 나설 힘조차 없었을 테고, 당연히 지금까지 인류가 살아남기 어려웠겠지요? 아마도 이 호르몬이 공복 상태에 분비되고 오히려 대사를 활발하게 만들어 먹거리를 찾아 생존하는데 큰 역할을 했을 것입니다.

그렇다면 장기간 진행한 간헐적 단식은 어떨까요? 한 연구에서 격일로 22일간 단식을 한 결과, 기초대사율이 전혀 감소하지 않았지만, 오히려 참가자들의 체지방량이 4%나 감소했다고 합니다. 또한 지방 산화, 즉 지방 연소는 단식 전에는 하루 64g이었는데 마지막 22일째 단식 날에는 101g으로 무려 58%나 증가했습니다. 격일로 진행하는 간헐적 단식을 장기간 진행함에도 불구하고 대사가 낮

아지는 '기아 상태'는 발동되지 않고, 체중 감량은 효과적으로 이루어진 것으로 볼 수 있습니다.[35]

물론 단식도 너무 과하게 장기간 진행하면 진짜로 체지방이 최소한의 수준으로 고갈되고 결국 근육이나 내부 장기와 같은 조직을 분해해서 사용해야만 에너지를 충당할 수 있는 상태가 오는 진짜 '기아 상태'가 올 수 있어요. 즉, 본인의 체지방율이 매우 낮은 상태인데도 불구하고 체중 감량을 위해 단식을 진행한다면 오히려 대사가 저하되어 더 살찌는 체질로 변할 수도 있는 것입니다.

하지만 일반적으로 평균 또는 평균 이상의 체지방률을 가진 분이라면 하루 한두 끼를 거르는 방식의 간헐적 단식으로 기아 상태가 될 걱정을 크게 하지 않아도 되며, 오히려 대사가 증진되기에 더욱 효과적으로 체중 감량이 진행될 수 있습니다. 또한, 단식은 체내 인슐린 농도를 일시적으로 매우 낮은 상태로 만드는 가장 확실한 방법입니다. 그동안 잘못된 식단과 생활 습관으로 인해 인슐린이 과도하게 분비되어 인슐린 저항성이 발생한 상황이라면 간헐적 단식은 가장 빠르고 효과적으로 이를 해결하는 방법입니다.

단식도 결국 끼니를 거르고 덜 먹기 때문에 체중 감량이 일어나는 것이고, 저칼로리 다이어트와 무슨 차이냐고 생각할 수도 있습니다. 그런데 저칼로리 다이어트와 단식은 우리 몸에서 완전히 다르게 인식합니다. 저칼로리 다이어트는 즉각적으로 체중 감량이 일어날 수는 있지만, 대사를 저하해 장기적으로 이전보다 더 살찌는 몸을 만듭니다. 다음 저칼로리식이 우리 몸에 미치는 연구 결과를 보면 알 수 있습니다.

일일 기준 칼로리 소비량을 약 2,500kcal로 설정한 연구에서, 오랫동안 일일 칼로리 소비량을 약 1,500kcal로 줄였더니 기초대사율이 무려 25~30%나 감소했다고 합니다.[36]

입이 떡 벌어지는 단식의 놀라운 효능

단식의 이점은 이 책에 모두 적을 수 없을 만큼 무수히 많습니다. 해외 건강 커뮤니티에서도 단식의 이점이 점점 더 주목을 받고 있고, 단식의 인기는 날이 갈수록 더욱 뜨거워지고 있습니다. 그만큼 단식을 통해 건강을 되찾은 사람들이 늘어나고, 단식의 효능에 대한 논문도 끊임없이 나오고 있습니다. 그중 다이어트와 관련 있는 3가지를 정리해 보겠습니다.

체중 감량

간헐적 단식이 열풍을 몰고 온 이유는 아마도 체중 감량의 효과가 가장 클 것입니다. 물론 건강에도 유익한 점이 무수히 많지만, 대부분 체중 감량에 가장 큰 관심을 가지고 간헐적 단식을 시도하는 분들이 많습니다. 그렇다면 정말 시간을 제한하는 단식이 효과가 있는 것일까요? 예를 들어 평소 먹던 세 끼 분량을 모두 다 먹되, 두 끼에 다 먹어도 효과가 있을까요?

다음의 연구 결과를 살펴보면 당연히 그럴 가능성이 있다고 볼 수 있습니다. 100일 동안 쥐들에게 매일 같은 양의 고칼로리식을 먹게 하였는데, A그룹의 쥐들에게는 자율적으로 온종일 원할 때 계속 먹을 수 있게 하였고, B그룹의 쥐들에게는 8시간 동안만 먹을 수 있도록 제한을 두었습니다. 그런데 단순히 시간 통제만으로 B그룹 쥐들의 체중이 A그룹 대비 40% 감소했습니다.[37]

자가포식

집을 오랫동안 깨끗하게 잘 유지하려면 자주 청소해야 하고, 크고 작은 보수를 통해 리모델링을 해야 합니다. 같은 아파트라도 집마다 상태가 천차만별인 이유가 바로 이러한 관리 때문입니다.

우리 몸에도 이런 관리 시스템이 운용되고 있다는 사실을 알고 계신가요? 그것은 바로 오토파지 또는 자가포식 작용인데, 그리스어에서 유래한 말로 자신을 뜻하는 'Auto'와 먹는다를 뜻하는 'Phagy'를 합쳐 자신을 스스로 먹는다는 의미를 지닙니다. 자가포식이란 간단히 말해서 세포 안에서 일어나는 청소 활동 또는 재활용인데, (p.178 참고) 세포 안의 노폐물, 낡은 단백질, 소기관들을 분해하여 세포의 생존에 필요한 에너지를 만들거나 새로운 세포 소기관을 생성하는데 활용하는 현상입니다.

자가포식 연구에 자신의 인생을 바친 오스미 요시노리 교수가 노벨생리의학상 분야의 단독 수상자가 될 만큼, 자가포식은 전 세계적으로 주목받고 있으며 수천 편의 논문이 쏟아져 나오고 있습니다. 이 놀라운 자가포식 작용을 활성화해 젊음을 유지할 수 있도록 하는 것이 바로 단식입니다.

음식을 섭취했을 때 분비되어 혈당을 낮추는 인슐린과 반대로 글루카곤은 혈당이 기준치 이하로 내려갔을 때 혈당을 높이기 위해 분비됩니다. 단식 상태일 때 글루카곤이 분비되며, 분비된 글루카곤이 자가포식 작용을 자극하게 됩니다. 따라서 16시간 이상의 간 헐적 단식은 자가포식 작용을 활성화하여 단순히 체중 감량뿐만 아니라 세포의 청소 및 재활용 역할까지 하여 안티에이징 효과를 얻게 합니다.

한 연구에 따르면 24시간 동안 단식을 한 쥐들에게 자가포식 작용이 활발히 진행된 것을 발견했으며, 이는 48시간으로 더 길게 단식했을 때 더욱 극대화된 것을 확인했습니다. 세포 내 당과 아미노산의 결핍은 자가포식 작용을 자극하는 요소이기 때문에 단식으로 당과 단백질과 같은 음식물 섭취를 멈추면 이러한 자가포식 작용이 일어나게 되는 것입니다.[38]

이를 증기기관차에 비유해 보겠습니다. 증기기관차의 땔감이 떨어졌을 경우 어떻게 해야 할까요? 열차 안에 있는 쓰레기나 가장 낡아서 쓸모없는 것들을 태워서 열차가 달리도록 유지하면 될 것입니다. 그 과정에서 열차 안은 더욱 깨끗해지고, 운행하는데도 문제가 없을 것입니다. 이처럼 우리 몸도 단식을 통해 음식물 섭취를 제한하면 그동안 세포에 쌓인 낡은 것들을 에너지로 활용해 세포 안을 청소하는 활동이 일어나게 되는 것입니다.

성장호르몬

체지방을 줄이고, 면역력을 증진하며, 안티에이징 및 근육량을 증가시키는 놀라운 호르몬이 있습니다. 그것은 바로 성장호르몬인데, 성장기 아이들에게는 말 그대로 성장하는 데 도움을 주는 호르몬이지만, 성인들에게는 앞서 언급한 유익한 효과를 주는 아주 고마운 호르몬입니다. 바로 이 성장호르몬을 단식으로 증가시킬 수 있다고 합니다. 한 연구에 따르면 단식으로 인해 성장호르몬이 남성의 경우 2,000%, 여성의 경우 1,300%가 증가했다고 합니다.[39]

안티에이징 화장품과 시술은 상당히 고가인데 비해 단식은 0원이라는 큰 장점이 있지요. 끼니를 거르며 시간과 돈까지 절약할 수 있습니다.

간헐적 단식을 실천하는 가장 쉬운 방법

간헐적 단식의 방법은 여러 가지로 다양하지만 가장 실생활에

접목하기 쉬운 방법은 16:8 단식 방법입니다. 하루 24시간 중 16시간 단식을 하고 8시간 동안만 먹는 방법인데, 16시간 중 수면 시간도 포함됩니다. 즉, 저녁 7시에 식사를 마쳤다면 16시간 뒤인 다음 날 오전 11시부터 식사를 시작하고, 다시 또 저녁 7시까지 식사를 마치는 방법입니다.

간헐적 단식을 처음 시작할 때 단식을 언제 하는 게 가장 효과적인지 묻지만 실제로 특정 시간보다는 실생활에 가장 잘 맞출 수 있는 시간으로 진행하는 것이 좋습니다. 예를 들어 저녁 약속이 많은 직장인의 경우 저녁 시간에 단식하면 오히려 간헐적 단식을 하는 데 큰 어려움이 있을 것이고, 가족과 함께 거주해 아침을 꼭 먹어야 한다면 아침 단식을 하기 어려울 것입니다.

또한, 처음 단식을 시작할 때 무리해서 16시간을 채우려고 억지로 하기보다는 평소 식사 시간보다 1~2시간 정도 서서히 늦춰가는 방법이 좋습니다. 처음부터 너무 무리하면 오히려 포기하거나 폭식을 하는 상황이 발생할 수 있습니다. 장기적으로 진행하다 보면 단식에 익숙해져서 어느 순간 16시간은 거뜬하게 하고 심지어 20시간 공복을 유지해도 배고픔을 크게 느끼지 않을 수도 있습니다.

이처럼 개인의 상황에 맞게 식사 시간을 조절하는 것이 성공적인 간헐적 단식을 유지하는 방법입니다. 간헐적 단식은 단기적인 다이어트 프로그램이 아니고 장기적으로 진행하는 라이프 스타일이라고 보고 접근하는 것이 좋습니다.

단식 중 가장 많이 하는 실수 5가지

1 | 무리한 시작

간헐적 단식 방법으로 가장 널리 알려진 방법이 하루에 16~20시간 단식을 하는 것인데, 예를 들어 저녁 7시에 식사를 마쳤다면 다음 날 아침을 거르고 오전 11시 이후에 첫 식사를 하는 방법입니다. 그런데 만약 매일 하루도 빠짐없이 아침을 먹어왔는데 하루 만에 이렇게 무리하게 간헐적 단식을 하려고 한다면, 오히려 폭식하게 될 수 있습니다. 따라서 처음 시작할 때는 무리하지 않고 평소 본인의 식사 시간보다 1~2시간만 늦추는 방식으로 시작하는 것이 좋습니다. 수면 중에는 식사하지 않는 만큼, 이렇게 한 시간씩 단식 시간을 늘리면 금방 적응해갈 수 있습니다. 즉, 평소 저녁 8시에 식사를 마치고 다음 날 아침 8시에 식사를 했다면 이미 12시간 단식을 해왔던 것이므로 1~2시간만 늘려 오전 9~10시쯤 첫 식사를 하는 방식으로 시작해보세요.

2 | 잘못된 시간

사람들의 몸 상태와 식습관은 모두 다르고, 처한 상황도 모두 달라서 이 부분을 잘 고려해서 간헐적 단식 시간을 정해야 합니다. 예를 들어 가끔 아침을 거르더라도 큰 무리가 없는 사람이 있고, 오히려 저녁을 거르는 게 더 편한 사람도 있습니다. 따라서 본인에게 가장 잘 맞는 시간으로 적용하는게 가장 좋고, 어떤 시간이 잘 맞는지 모른다면 처음에 몇 번 각기 다른 시간으로 시도를 해보세요.

그리고 또 한 가지 고려해야 할 점은 사회적 상황 등 본인이 처한 상황에 잘 맞게 선택해야 합니다. 예를 들어 잦은 저녁 약속이나 회식을 하는 사람이 저녁을 거르는 간헐적 단식을 하게 될 경우, 시작한 지 얼마 되지 않아 포기하게 될 확률이 높아집니다.

3 | 잘못된 식단

간헐적 단식의 이점이 많이 거론되면서 많은 사람들이 단순히 단식 시간만 지키면 된다고 생각하는데, 사실 평소에 정크푸드와 정제 탄수화물 위주의 식사를 하는 사람이 식단에 변화를 주지 않고 단식을 하는 것은 좋은 방법이 아닙니다.

빵, 떡, 단 음료와 같은 정제 탄수화물 위주의 식사를 하면 급격한 혈당 상승과 저하가 일어나 심한 공복과 음식을 먹고 싶은 욕구가 지속해서 생기기 때문에 간헐적 단식을 유지하기 어려울 뿐만 아니라 다이어트에 실패할 가능성이 커집니다. 따라서 간헐적 단식을 할 때는 정제 탄수화물을 피하고 탄수화물을 섭취할 경우 현미와 같은 전곡류, 그리고 섬유질이 풍부한 채소와 과일을 섭취하여 혈당 상승과 저하가 완만하게 이루어질 수 있도록 해야 합니다. 지방을 섭취하면 더 많은 포만감을 줄 수 있고 전체 식사 섭취량을 줄이는 데 도움이 된다고 하니 식사 시 올리브유와 같은 양질의 지방도 함께 먹는 것을 추천합니다.

아무거나 먹고 싶어서 간헐적 단식을 선택했다는 사람들도 있는데, 이 경우 오랜 시간 공복 후 급격한 혈당 상승을 일으켜 췌장에 무리를 줄 수 있을 뿐만 아니라 결과적으로 폭식으로 이어져 장기적으로 다이어트에 실패할 가능성이 커집니다.

4 | 모르고 단식 깨기

간헐적 단식을 처음 시작하는 사람들 중, 단식 기간 동안 해독주스와 같은 채소주스나 과일주스를 마시는 경우가 가끔 있습니다. 물론 이러한 해독주스가 건강에는 도움이 될 수 있으나, 과일과 채소 또한 인슐린 분비를 자극하기에 단식을 깨는 행위입니다. 따라서 이러한 해독주스도 단식 시간이 아닌, 식사 시간 동안에만 먹어야 합니다.

단백질 파우더 또한 인슐린 분비를 자극해 단식 중에 먹으면 안 되며, 스테비아와 에리스리톨 등 그 어떠한 감미료도 단식 중에는 먹지 말아야 합니다. 스테비아와 에리스리톨과 같은 감미료는 설탕과 다르게 혈당을 상승시키지 않거나 아주 미미하게 올리기 때문에 설탕 대체품으로 많이 활용하지만, 입안에서 단맛이 느껴지는 것 자체만으로도 지방저장 호르몬인 인슐린 분비를 자극할 수 있어서 단식 시간 동안에는 꼭 피해주세요.

5 | 부족한 채소 섭취

우리 몸에 필요한 비타민과 미네랄을 얻기 위해서는 충분한 채소 섭취가 필요합니다. 비타민과 미네랄이 우리 몸에 작용하는 역할은 셀 수 없이 많은데, 만약 결핍된다면 다이어트에도 도움이 되지 않을 뿐만 아니라, 건강에도 이롭지 못합니다. 아무리 간헐적 단식이 건강과 다이어트에 도움이 된다고 하더라도, 비타민과 미네랄이 결핍된다면 그 장점을 경험하지 못할 수 있어요. 또한, 채소에는 장 건강에 도움이 되는 식이섬유가 풍부하며, 장 건강은 다이어트뿐만 아니라 면역력과 행복감 등 우리에게 매우 큰 영향을 미치기 때문에 채소를 꼭 챙겨 먹어야 합니다.

무엇보다도 간헐적 단식은 한 번에 잠깐 몰아서 하는 다이어트 방법이 아니고 평생의 식습관이라고 생각하는 게 좋습니다. 따라서 한 달 정도 다이어트를 위해 간헐적 단식을 잠깐 하기보다는 우리 몸이 공복의 힘을 계속해서 얻어갈 수 있도록 앞으로도 꾸준히 유지하는 것을 추천합니다. 아마도 한번 경험해 본다면 공복이 주는 편안함을 느낄 수 있기에 앞으로도 계속해서 유지하고 싶을 거예요.

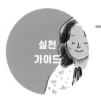

다양한 단식 방법

단식의 종류는 사실 수없이 많습니다. 각자 몸 상태와 혹은 이루고자 하는 목표에 따라 방법이 달라지고, 단식을 장기간 연구해온 학자들이 주장하는 최적의 단식 방법과 시간 또한 다릅니다. 이 책에서는 일반적으로 시도해 볼 수 있는 몇 가지 형태의 단식 방법을 소개하고자 합니다.

24, 36, 48시간 단식

24시간 이상 단식을 하면 일반적으로 체내 글리코겐(체내 저장된 여분의 탄수화물)이 고갈됩니다. 이때부터 더는 사용할 탄수화물이 없기에 더욱 적극적으로 지방을 에너지로 활용하게 됩니다. 당연히 24시간 이상 단식은 체지방 감량에 가장 효과적입니다. 이 방식은 격일로 주 2~3회 정도 실행하는 방법이지만 상당히 난이도가 높아

처음 단식을 시도할 때 폭식증으로 이어질 수 있어서 어느 정도 단식의 '고단수'가 되었을 때 시도해 볼 것을 추천합니다.

<간헐적 단식표 1>
24/36시간 단식(주 2~3회)

■ 글리코겐 고갈, 적극적 지방 산화　■ 체중 감량에 가장 효과적　　　× 단식 | ∨ 식사

24시간	월	화	수	목	금	토	일
아침	×	∨	×	∨	×	∨	∨
점심	×	∨	×	∨	×	∨	∨
저녁	∨	∨	∨	∨	∨	∨	∨

36시간	월	화	수	목	금	토	일
아침	×	∨	×	∨	×	∨	∨
점심	×	∨	×	∨	×	∨	∨
저녁	×	∨	×	∨	×	∨	∨

* 쉽게 실천하기 위한 예시이며 요일과 시간은 각자 원하는 대로 조정하면 됩니다.

16:8~20:4 단식

매일 하루에 16~20시간 금식하고 4~8시간만 식사를 하는 방법이 실제로 가장 많은 사람이 실천하는 간헐적 단식 방법입니다. 단

식을 처음 접하는 사람들에게 가장 추천하는 방식이며 가장 난도가 낮습니다. 낮은 난도로 한 달 정도 지속할 경우 습관화되어 큰 노력 없이도 이 방식을 평생 유지하는 경우가 많습니다. 하지만 16:8 혹은 20:4처럼 특정 시간에 얽매일 필요는 없고 개인에게 맞춰 공복 시간을 늘리거나 줄이면 됩니다. 만약 아침 8시부터 식사를 시작해 밤늦게 야식을 하는 경우가 많다면 처음부터 16시간 공복을 지키기 어려울 것입니다. 따라서 처음 시작할 때 평소 식사 시간보다 앞뒤

〈간헐적 단식표 2〉
16:8~20:4 단식(매일)

■ 가장 쉬운 방법 ■ 개개인의 라이프스타일에 접목   × 단식 | ∨ 식사

	월	화	수	목	금	토	일
아침	×	×	×	×	×	×	×
점심	✓	✓	✓	✓	✓	✓	✓
저녁	✓	✓	✓	✓	✓	✓	✓

	월	화	수	목	금	토	일
아침	✓	✓	✓	✓	✓	✓	✓
점심	✓	✓	✓	✓	✓	✓	✓
저녁	×	×	×	×	×	×	×

로 2시간 정도 공복을 늘리며 목표를 정해 서서히 공복 시간을 늘리면 성공할 가능성이 더욱 커집니다.

이 방식으로 간헐적 단식을 하게 되면 보통 아침을 거르거나 저녁을 거르거나 둘 중 하나일 것입니다. 그래서 '아침형 간헐적 단식' 혹은 '저녁형 간헐적 단식'이라고 불리기도 합니다. 그런데 이 방법 중 어느 것이 더욱더 효과적인지 묻는 경우가 있습니다. 인슐린 분비의 측면에서 효과를 따질 때는 저녁을 굶는 것이 더욱더 효과적입니다. 왜냐하면, 저녁에 식사할 때 같은 음식을 섭취해도 인슐린이 더 많이 분비되기 때문입니다. 하지만 저녁에 분비되는 인슐린은 수면에 도움을 주는 멜라토닌 분비를 돕고, 수면을 잘 취하면 오히려 체중 감량에 도움이 됩니다. 즉, 단순하게 저녁에 인슐린 분비가 더 많이 되니 저녁에 단식하리라 결심하기보다는 개인의 라이프 스타일에 맞출 필요가 있습니다. 가령 퇴근 후 저녁에 운동 혹은 무언가를 배우러 다니면 아침, 점심을 먹고 저녁에 단식하는 방법이 잘 맞을 테고, 저녁에 회식 자리 혹은 저녁 약속이 많다면 아침 단식이 생활 패턴과 가장 잘 맞을 것입니다. 간헐적 단식은 짧은 시간 동안 진행하는 다이어트 방식이 아니라 꾸준히 지속하는 방법이기 때문에 본인이 유지하기 가장 좋은 방법을 택하는 것이 핵심입니다.

단, 아침에 단식하고 저녁에 식사하는 경우에도 잠들기 4시간 전에는 식사를 종료해야 합니다. 우리 몸은 자면서 회복하는데 에너지를 사용하는데 만약 잠들기 직전에 식사한다면 소화하는데 에너지를 집중하게 됩니다. 즉, 밤새 온전히 회복되어야 하는 우리 몸이 소화하는데 에너지를 집중하느라 몸이 회복되지 못하고, 이러한 현상이 장기적으로 지속되면 건강에 매우 치명적입니다.

5:2 단식

5:2 방식은 5일 동안은 하루 세 끼 정상적으로 식사를 하고 2일만 단식하는 방법입니다. 단식하는 요일은 원하는 대로 변경하면 됩니다. 다만 단식일에도 여성의 경우 하루 500kcal, 남성의 경우 하루 600kcal는 허용합니다. 원한다면 아무것도 섭취하지 않고 단식을 해도 됩니다. 요일은 원하는 대로 변경해서 진행할 수 있습니다. 이 방법은 당장 급격한 체중 감량을 목적으로 진행하기보다는 대사에 변화를 주는 방법으로 시도해보면 좋을 것 같습니다. 5일간은 식사를 잘해서 대사를 끌어올리고 2일은 식사를 제한해서 몸에 극적

인 변화를 주는 것입니다. 장기간 16:8 단식을 진행했다가 정체기가 와서 몸에 새로운 변화를 주고 싶을 때 시도해보면 좋을 것 같습니다. 다만 이 방법도 5일간 세 끼 다 먹다가 갑자기 단식을 해야 해서 상당히 난도가 높습니다. 단식을 처음 시도하는 경우 추천하지 않습니다.

<간헐적 단식표 3>

5:2 단식

■5일:하루 세 끼 ■2일:단식일 여성 500kcal, 남성 600kcal 허용 ■요일 변경 가능

	월	화	수	목	금	토	일
아침	√	×	√	√	×	√	√
점심	√	×	√	√	×	√	√
저녁	√	×	√	√	×	√	√

격일 단식

× 단식 | √ 식사

격일 단식은 체중 감량 효과가 매우 큰 방법으로 '프로 단식러'들에게 칭송을 받는 방법입니다. 이 방식 또한 5:2와 같이 단식일에 약 500kcal를 섭취할 수 있으며 원한다면 생략해도 됩니다. 실제 한 연구에서 22일간 격일 단식을 진행했을 때 해당 기간 체지방량이 4%

나 감소하였고 지방 연소는 단식 전과 비교해 많이 증가했습니다.[40]
이 방법은 빠른 체중 감량을 목표로 단식을 하고자 하는 사람들에
게 추천하는 방법입니다.

<간헐적 단식표 4>
격일 단식

■ 단식일 여성 500kcal, 남성 600kcal 허용 　　　　　　× 단식 | ∨ 식사

	월	화	수	목	금	토	일
아침	✓	×	✓	×	✓	×	✓
점심	✓	×	✓	×	✓	×	✓
저녁	✓	×	✓	×	✓	×	✓

FMD(Fasting Mimicking Diet) 단식

FMD는 단식을 모방하는 식단으로 하루 일정량의 칼로리를
섭취하면서 우리 몸이 마치 단식을 하는 것으로 착각하도록 만
드는 식단입니다. 일반적으로 FMD는 5일간 진행하는데 첫날은
1,100kcal를 섭취하고 이후 4일은 800kcal만 섭취하는 방법입니다.
하지만 아무 음식이나 섭취하면 안되고 탄수화물 40% : 단백질 10%
: 지방 50%의 비율에 맞춰서 식사해야 합니다. 단, 탄수화물은 매

일 375kcal로 제한하기 때문에 비율은 변동될 수 있습니다. 이 방식은 발터 롱고 박사가 암 환자들을 치유하는 목적으로 만든 방법이며 주요 목적은 건강 개선입니다. 즉, 아무것도 먹지 않는 단식이 부담되는 환자들도 크게 무리하지 않으며 시도할 수 있도록 고안해낸 방법입니다. 이 방법은 단기적인 체중 감량의 방법으로 진행하기보다는 세포의 청소 및 리모델링 활동인 자가포식 작용을 활성화하는 데 적합한 방법입니다. 해결되지 않는 피로감 해소 혹은 피부 개선 등의 효과를 얻고자 할 때 이 단식법을 추천합니다.

Day 1: 1,100kcal
Day 2-5: 800kcal
탄수화물 40% : 단백질 10% : 지방 50%의 비율
***탄수화물은 375kcal로 제한!**

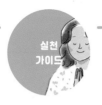

간헐적 단식을 할 때 좋은 레시피

간헐적 단식을 진행할 때는 혈당이 급격하게 상승하지 않도록 하며 단식으로 인해 부족할 수 있는 영양소를 골고루 섭취하는 것이 중요합니다. 섬유질이 풍부한 양질의 탄수화물과 충분한 단백질을 섭취해야 하고, 올리브유와 같은 좋은 지방을 함께 섭취하면 포만감 유지에도 도움이 됩니다. 원활한 대사를 위한 비타민, 미네랄도 매우 중요하기 때문에 채소를 골고루 챙겨 먹고 미네랄이 살아 있는 좋은 물을 마시는 것도 중요합니다.

영양소가 골고루 포함된 간편한 메뉴로는 달걀 요리인 '고구마 시금치 프리타타'입니다. 영양소 균형이 잡힌 한 끼 식사이며 만드는 방법도 간단할 뿐만 아니라 한번 먹을 만큼 나눠서 여러 번 먹기에도 좋습니다.

고구마 시금치 프리타타

재료 | 고구마, 달걀, 코코넛밀크(우유로 대체 가능), 원하는 각종 채소(시금치, 파프리카, 양파 등), 모차렐라 치즈(생략 가능)

1. 삶은 고구마를 잘라서 오븐 용기 맨 밑에 깔아줍니다.

2. 시금치, 파프리카, 양파 등 원하는 각종 채소를 살짝 볶아 소금으로 간한 뒤 고구마 위에 올려줍니다.

3. 달걀, 코코넛밀크(또는 우유), 소금 한 꼬집을 함께 섞은 뒤 ②의 고구마와 채소를 담은 오븐 용기에 부어줍니다.

4. ③을 180℃로 예열한 오븐에 10분가량 구워준 뒤 위에 모차렐라 치즈를 뿌리고 치즈가 녹을 때까지 다시 충분히 구워줍니다.

* 양에 따라서 오븐에 조리하는 시간이 달라질 수 있으며, 오븐이 없다면 프라이팬으로도 조리 가능함.

간헐적 단식 중 식사법

- NO! 정크푸드, 정제 탄수화물
    - 아침 : 공복
    - 점심 : 빵, 파스타, 떡볶이
    - 저녁 : 단커피, 칼국수, 피자 등

- OK! 양질의 탄수화물, 단백질, 좋은 지방
    - 아침 : 공복
    - 점심 : 고기와 샐러드, 아보카도, 혹은 달걀과 샐러드
    - 저녁 : 채소 풍부한 비빔밥

- NO! 이런 사람은 단식하면 안 돼요!
    - 성장기 아이들
    - 임신부 또는 수유부
    - 질병으로 약을 복용중인 분

Chapter 3

식사는 천천히 마음껏 음미하라

러브에코
동영상

식사를 언제 하는지도 중요하지만 '어떻게' 하는지도 정말 중요합니다. 좋은 식단과 간헐적 단식을 잘 지켰는데도 불구하고 무언가 부족하게 느껴진다면 더욱 주목해 주세요. 실제로 해외에서는 식단보다 이것을 더 중요시하기도 하는데, 많은 다이어터들이 간과하는 부분입니다. 저 또한 한참 동안 무엇을 먹는지와 언제 먹는지만을 신경 써오다가 '어떻게' 먹는지를 배우고 실천하면서 삶에 많은 변화가 있었습니다. 음식에 대한 집착도 많이 사라졌을 뿐만 아니라 평소 제가 대식가라고 생각해 왔는데, 실은 먹는 방법이 잘못

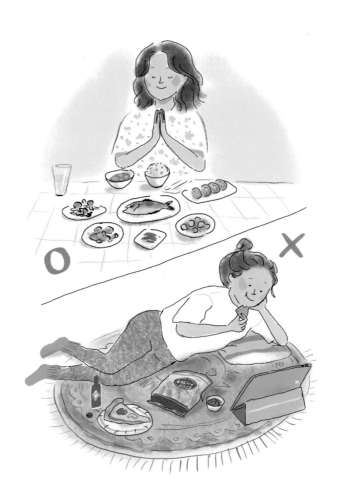

되어 그동안 과식을 해왔다는 사실을 깨닫게 되었죠. 다이어터들에게 소중한 한 끼는 자기도 모르게 허겁지겁 먹게 되고, 언제 다 먹었나 싶을 만큼 순식간에 사라져 늘 아쉽죠. 다음의 내용을 읽고 앞으로는 과식 안 하는 만족스러운 식사를 해보세요.

과식을 부르는 휘리릭 식사법

대부분 현대인은 바쁘게 생활하다 보니 정신없이 식사합니다. 가장 최근에 한 식사를 한번 떠올려 보세요. 식사 시간이 얼마나 걸렸나요? 아마도 1시간 동안 식사를 하는 사람은 많지 않을 거예요. 직장 동료들과의 점심 식사를 생각해보면 주어진 1시간의 점심시간 동안 식사 장소로 이동해서 음식을 주문하고, 식사하고, 나와서 커피 한 잔을 마시고, 양치하고 자리로 돌아가면, 실제 음식을 섭취하는 시간은 20분도 안 될 것입니다.

그런데 이런 경험해 본 적 있지 않나요? 음식을 허겁지겁 먹을 때는 배부른 느낌이 없다가, 자리에서 일어나 음식점에서 나가려

하니 갑자기 배가 너무 부른 상황 말입니다. 앉아 있을 때는 위가 늘어났다가 일어나면 줄어드는 것일까요?

우리의 뇌는 배부름의 신호를 느끼는 데까지 음식을 섭취하기 시작한 시간으로부터 약 20분가량 소요됩니다. 그런데 만약 여러분이 급하게 식사를 한다면, 과연 우리는 몸이 필요한 적당량만 섭취할 수 있을까요? 아마도 배부름 신호를 느끼기 전에 필요한 양보다 더 많이 먹는 결과가 일어날 것입니다. 즉, 빠르게 먹는 행위 자체가 과식을 불러일으키고, 이것이 장기적으로 누적되면 당연히 체중 증가로 이어지게 되는 것입니다. 반대로 천천히 식사하면 식욕 저하를 일으키는 호르몬 반응이 증가했다는 연구 결과가 있으며[41], 빠르게 식사한 그룹의 60%가 과식을 하였고, 이들은 천천히 먹는 그룹 대비 비만이 될 가능성이 3배나 더 높았다는 연구 결과도 있습니다.[42]

체중 감량을 위해 무엇을 먹느냐도 중요하지만 어떻게 먹는지도 정말 중요합니다. 제아무리 다이어트에 좋은 건강한 음식을 차려놓더라도, 순식간에 휘리릭 식사를 해버리면 포만감과 만족감을 충분히 못 느낄뿐더러 필요 이상의 양을 섭취하게 될 것입니다. 다이어트식도 필요 이상으로 과도하게 많이 먹으면 당연히 살이 찝니다. 지금까지 휘리릭 식사법을 하고 있었다면, 이제부터 최소 20분 이상으로 식사 시간을 늘려 보세요.

멀티태스커의 비애,
의식이 분산될수록 먹어도 허기지다

식사 시간도 중요하지만 사실 더 중요한 것은 '먹을 때 의식을 어느 곳에 두어야 하는가'입니다. 요즘 식사하면서 스마트폰을 보는 일이 매우 흔합니다. TV를 시청하면서 음식을 먹고, 일하면서 샌드위치나 간단한 도시락을 먹고, 이렇게 식사 중에 다른 일을 하는 멀티태스커가 넘쳐납니다. 우리는 다이어트에 좋은 음식을 구입하고, 그것으로 요리하는데 시간과 정성을 많이 쏟아붓습니다. 혹은 거금을 들여 다이어트 식단을 구입하기도 하죠. 하지만 정작 식사 시간에 이를 백배 활용하지 못하고 있습니다.

아무리 다이어트에 도움이 되는 음식을 먹더라도 의식이 식사에 집중되지 않으면 체중 감량 효과를 최대한으로 얻기 힘듭니다. 바꿔 말하면 온전히 식사에 집중하는 것만으로도 체중 감량이 일어날 수 있다는 것입니다. 실제 해외의 건강 커뮤니티에서는 이미 '마인드풀 이팅(의식적인/마음 챙김 식사법)'의 놀라운 효능이 많이 소개되고 있는데요. 오래도록 해결되지 않은 식이 장애도 이 마음 챙김 식사법으로 해결되었다는 사례를 종종 볼 수 있습니다. 해외의 수많은 건강 유튜버, 블로거들도 마음 챙김 식사법에 집중하고 있습니다.

실제로 6주간의 마음 챙김 식사법을 배우는 마음 챙김 세미나와 12주간의 후속 조치 기간에 참가자들은 평균 4kg의 체중을 감량했으며, 식욕, 폭식증, 우울증, 스트레스 등에도 매우 유의미한 변화가 있었다고 합니다.[43]

21명의 과체중 또는 비만 남녀들을 대상으로 6개월간 진행된 또 다른 마음 챙김 세미나에서는 참가자들의 체중이 평균 12kg 감량되었으며 3달 뒤에도 요요현상은 일어나지 않았다고 합니다.[44] 중요한 점은 이들이 체중 감량을 위해 식단의 변화를 준 것도 아닌데, 단순히 '마음 챙김'만으로 이러한 변화가 일어난 것입니다.

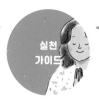

과식을 방지하는 '마인드풀 이팅' 방법

'마인드풀 이팅'은 어떻게 하나요?

    '마음 챙김 식사법'의 3가지 핵심을 요약하자면 다음과 같습니다. 첫 번째, 식사에만 집중하며 먹기. 두 번째, 천천히 먹기. 세 번째, 감사하며 먹기. 결국, 식사에 온전히 집중하면 천천히 먹게 되고, 천천히 먹다 보면 포만감도 빠르게 느낄 수 있기에 장기적으로 체중 감량의 효과를 누릴 수 있게 되는 것입니다. 조금 더 구체적으로 마인드풀 이팅을 실천하는 방법을 소개합니다.

| \<마인드풀 이팅\>의 3가지 핵심 |
첫 번째, 식사에만 집중하며 먹기
두 번째, 천천히 먹기
세 번째, 감사하며 먹기

1. 음식을 바로 먹지 않고 30초간 감사 기도를 하거나 30초간 천천히 호흡에 집중하세요.
2. 음식을 바라보며 재료가 재배되는 과정부터 식탁에 오기까지의 과정을 천천히 상상해보세요.
3. 내가 지금 왜 식사하는지 한번 살펴보세요. 진짜 배가 고파서인지, 혹은 왠지 모르게 허전해서인지 등 내가 먹고자 하는 진짜 이유가 무엇인지요. 만약 허전해서 먹는다고 해도 죄책감은 느끼지 말고 그냥 이유만 생각해보면 됩니다.
4. 이제 서두르지 말고 천천히 식사를 시작하세요. 정해진 시간은 없지만 20분을 기준으로 잡고 그 전에 식사를 끝내지 말자는 생각으로 천천히 드세요.
5. 한입, 한입, 입에서 느껴지는 음식의 풍미와 맛에 집중하며 음식을 마음껏 즐기세요.
6. 천천히 꼭꼭 씹어서 음식을 먹고, 음식을 삼킬 때까지 손에서 식기류를 내려놓고 다 삼킨 뒤 다시 음식을 드세요.
7. TV나 핸드폰을 보지 않고 식사에만 집중하세요. 하지만 같이 식사하는 분들과 즐거운 대화를 나누는 것은 괜찮아요.
8. 음식이 주는 느낌과 감정적 변화에 집중해보세요.

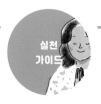

케이크와 마카롱은 평생 금지!?
극단적인 식단 제한은 금물!

식단에 '절대 금지'라는 생각을 하지 마세요. 과도한 제한은 절대 다이어트에 도움이 되지 않습니다. 오히려 폭식증으로 반격할 수 있고, 제한하는 것 자체가 자신에게 너무 큰 스트레스와 강박으로 돌아올 수 있습니다. 저도 저탄수화물 식단을 처음 시도했을 때 탄수화물에 대한 과도한 강박으로 실행하는 내내 너무 힘들었어요. 식단을 하면서 행복한 느낌을 얻지 못했고, 앞으로 평생 그렇게 해야 한다는 좌절감이 이루 말할 수 없었습니다. 억지로 안 먹으려다 오히려 참지 못하고 폭식으로 이어졌어요. 마치 뇌가 고장이 난 것처럼 말이죠. 자연스럽게 몸에서 원치 않는 상황이 되어서 안 먹는 것과 억지로 절제하는 것에는 큰 차이가 있습니다.

세 번 먹던 디저트를 한 번만 먹는 것도 엄청난 발전이에요. 나

자신을 칭찬해주고 사랑해주세요. 여기서 핵심은 만약 케이크와 마카롱과 같은 디저트가 먹고 싶다면 가끔 즐겁게 감사하는 마음으로 충분히 즐기되 좋은 재료로 만들어진 것을 선택하는 것입니다. 외국산 밀가루에 가공 버터를 사용해서 만드는 케이크를 세 조각을 먹을 거라면, 유기농 혹은 우리 밀가루와 질 좋은 버터를 사용해서 만든 케이크 한 조각을 정말로 맛있게 먹는 것이지요. 이왕이면 예쁜 그릇에 담아 나 자신을 대접한다는 느낌으로요. 그렇게 하면 만족감도 더욱 높아져서 당분간은 디저트 충동이 사라질 수도 있어요. 못 가본 길은 그렇게 미련이 남는다잖아요. 못 먹은 음식에 대한 집착과 미련을 갖지 말고, 보다 더 현명한 방법으로 내 몸의 요구 사항에 대응해보세요!

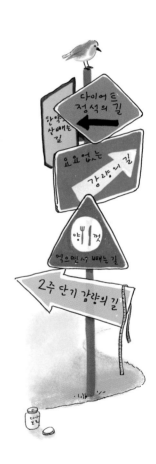

다이어트 효과를 2배 올리는,
일상의 작은 습관

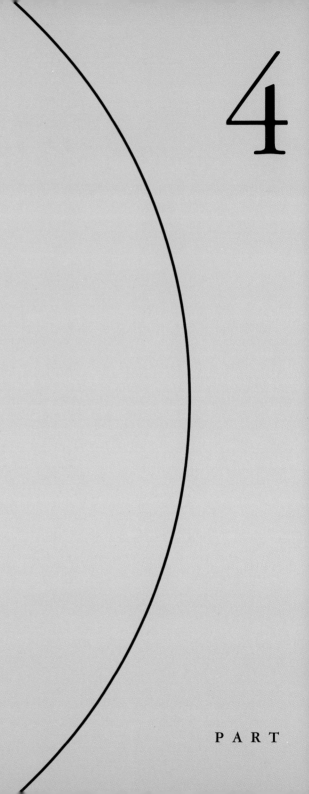

4

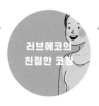

'어떤' 음식을 '언제', '어떻게' 먹는지와 같은 '먹는 행위'가 다이어트의 상당한 부분을 차지하는 것은 사실이지만, 이 외에도 체중 감량에 영향을 미치는 수많은 요소가 있습니다. 모든 '먹는 행위'의 조건이 같더라도 일상의 여러 가지 조건과 상황에 따라서 다이어트는 천지 차이의 결과를 가져다줍니다. 열심히 공들여 식단을 잘 지켰음에도 불구하고 생활 습관의 차이로 인해 그 효과가 훨씬 더딜 수 있죠.

다이어트를 위해 흔히 식단 다음으로는 운동이라고 하지만, 이 책에서는 운동에 대해 다루기보다는 여러분이 평생 가져갈 수 있는 습관들을 정리했습니다. 물론 평생 습관으로 본인이 좋아하는 운동을 찾을 수도 있겠지만, 이 부분은 각자 서로 너무나도 다릅니다. 또한, 어떤 운동이 체중 감량에 효과적이라고 해도 본인이 그 운동이 좋아서 꾸준히 하게 되는 극소수의 경우 말고는 운동을 오직 다이어트만을 위해 평생 습관으로 가져가기에는 무리가 있습니다. 헬스장을 등록해놓고 꾸준히 다니는 사람들이 얼마나 있을까요? 헬스장에서 계속해서 많은 회원을 등록받아도 미어터지지 않고 잘 운영되는 것만 봐도, 꾸준히 운동하기란 아주 쉬운 일은 아니란 것을 알 수 있죠.

운동이 중요하지 않아서 이 책에서 강조하지 않는 것이 아닙니다. 저는 여러분이 즐길 수 있는 운동 한 가지를 꼭 찾아보기를 바랍니다. 숨쉬기 운동 밖에 하고 싶은 게 없다면, 천천히 걸으면서 호흡에 집중하는 숨쉬기 운동이라도 한번 해보세요. 제대로만 하면 숨쉬기도 운동 효과가 있습니다. 저도 다이어트에 좋다는 다양한 운동을 다 해봤지만 결국 저에게 최고의 운동이자 취미가 된 것은 걷기와 등산입니다. 이제는 운동이라는 생각보다 스트레스 해소와 창의적인 아이디어를 얻기 위한 시간으로 즐기고 있어요. 운동은 체중 감량을 목적으로 억지로 하기보다는 취미로 즐길 수 있는 것으로 찾아 보세요.

이 파트에서는 엄청난 의지가 필요한 변화를 다루지 않습니다. 다음의 내용은 의지박약인 그 누구도 쉽게 실천할 수 있는 내용이니 부담가지지 말고 하나둘씩 실천해보세요.

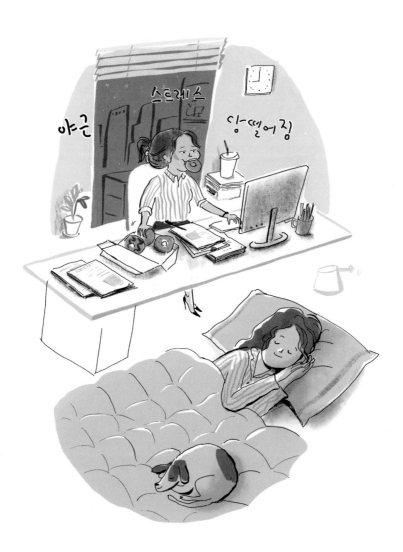

Chapter 1

스트레스 호르몬이 공든
다이어트를 망친다

러브에코
동영상

앞서 언급한 좋은 식단과 먹는 시간을 아무리 잘 지켜왔더라도 이것들은 한 번에 와르르 무너뜨릴 만한 강력한 것이 있습니다. 사실 이 내용이 책의 가장 첫 번째 장에 나와야 할지도 모르겠습니다. 그만큼 성공적인 체중 감량을 위해서 이 내용이 매우 핵심이기 때문입니다. 바로 '스트레스'입니다. 과도한 스트레스는 실제 여러 연구 결과를 통해 다이어트에 치명적인 것으로 밝혀졌습니다. 단순히 '그럴 것이다'가 아닌, 수많은 연구 결과를 통해 밝혀진 팩트(fact)입니다. 스트레스는 여러분이 생각하는 것보다 훨씬 더 큰 영향을 미칩니다.

그렇다고 스트레스가 다이어트에 치명적이니 스트레스 받지 말라고 마무리하는 것은 너무 무책임합니다. 스트레스를 받고 싶어서 받는 사람이 몇이나 될까요? 그리고 요즘 같은 세상에 살아가면서 스트레스를 안 받을 방도가 있기나 할까요? 이번 장에서는 정확히 왜 스트레스가 다이어트에 치명적인지 알아보고 어떻게 하면 스트레스를 '안 받는'게 아니라 '잘 해소'하여 다이어트를 방해하지 않을 수 있을지 알아보겠습니다.

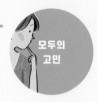

맘고생이 길어지면 살은 덤으로 찐다

직장에 다니는 현수씨는 예전보다 많이 먹는 것 같지도 않은데, 요즘 부쩍 체중이 늘어서 고민이에요. 안 그래도 종일 감시하고 면박을 주는 직장 상사 때문에 괴로운데, 다이어트 도시락을 싸서 다니기도 눈치 보이고, 일찍 퇴근해서 운동하려니 그것 또한 어려운 실정입니다.

은영씨는 3년간 교제하던 남자친구와 헤어진 지 벌써 1년이 되어가는데 아직도 매일같이 전 남자친구 생각에 힘들어하고 있어요. 새로운 여자친구가 생겼다는 소식을 접하고 더 괴로워 이참에 다이어트를 해서 예뻐지리라 다짐했지만, 체중 감량은 커녕 점점 더 살이 쪘습니다.

스트레스 호르몬 '코르티솔'을 줄여야만 한다

현수 씨와 은영 씨는 예전보다 많이 먹는 것도 아닌데 왜 자꾸만 체중이 늘어나는 것일까요? 이 둘의 공통점이 보이시나요? 스트레스와 실연의 아픔으로 못 먹고 살이 쭉쭉 빠지는 모습은 사실 극히 일부를 제외하고는 일어나기 힘든 일입니다. 간혹 주변에서 극도의 스트레스로 인해 그러한 일이 발생하기도 하지만, 대부분 현대인이 겪는 다양한 만성적인 스트레스는 오히려 우리를 살찌게 만듭니다. 그 이유는 바로 지방저장 호르몬인 '인슐린'의 분비를 촉진하는 스트레스 호르몬 '코르티솔' 때문인데요. 이 호르몬이 만성적으로 분비되면 우리가 상상하는 비련의 여주인공과 정반대의 그림이 됩니다. 자꾸만 달고 자극적인 음식을 먹고 싶게 되고, 마음의 허전함을 음식으로 채우려고 해서 악순환이 계속됩니다.

혹시 '투쟁-도피 반응'이라고 들어보셨나요? 원시인들은 길을 가다가 맹수를 만났을 때 어떻게 했을까요? 맞서 싸우거나, 또는 재빠르게 전력을 다해 도망쳤겠지요. 바로 이러한 상황에서 코르티솔이 분비되어 단백질을 분해하고 이를 포도당으로 전환(*포도당 신생 합성)하여 맞서 싸우거나 도망칠 때 필요한 즉각적인 에너지를 공급하게 됩니다. 만약 코르티솔이 분비되지 않는다면 공복 상태에서 그러한 상황을 마주하게 될 때, 포도당이 부족해서 도망치거나 맞서 싸울 즉각적인 힘이 없었을 테고, 아마도 지금까지 인류가 생존하기 어려웠을 것입니다. 그만큼 코르티솔은 우리에게 없어서는 안 될 매우 중요한 호르몬입니다.

하지만 과거에 받았던 스트레스와 달리 현대인들은 직장 문제, 결혼 문제, 자녀 문제, 금전적인 문제 등 빠르게 해결되지 않는 만성적인 스트레스에 시달리고 있기 때문에 지속해서 과도한 양의 '스트레스 호르몬' 코르티솔이 분비됩니다. 그 결과로 수개월 동안 장기적으로 혈당이 높아지게 되고, 혈당이 오르면 분비되는 '지방저장 호르몬'인 인슐린 분비를 촉진하게 됩니다.

스트레스를 받으면 인류의 자연스러운 생존을 위한 방법으로 코르티솔이 분비되어 소화 및 성장과 같은 장기적인 대사활동은 일시적으로 중단되고, 모든 에너지는 스트레스를 유발한 상황에서 벗어나기 위해 쓰이게 됩니다. 그래서 스트레스 받을 때 식사를 하면 소화불량이 생기기도 합니다. 그런데 예전에는 곧바로 맹수로부터 벗어나기 위해 도망치거나 맞서 싸움으로 인해 격렬한 신체활동이 있었을 것이고, 이로 인해 포도당을 바로 연소하였을 것입니다. 그런데 오늘날 만성적인 스트레스는 즉각적인 신체활동으로 포도당을 연소하지 않기에 혈당이 정상 수준으로 돌아가지 않고 높게 유지되는 경향이 있습니다. 이렇게 장기간 유지되면 인슐린이 분비되고 자연스레 체중이 늘어나게 되는 것입니다.

스트레스 상황 → 코르티솔 분비 → 혈당 상승
→ 에너지 사용 X, 혈당 상승 지속 → 인슐린 분비 → 체중 증가

한 연구에서는 코르티솔 분비량이 체질량(BMI) 지수 및 허리둘레와 연관이 있다고 밝혔으며[45], 59명의 여성을 대상으로 한 연구에서는 스트레스로 인해 코르티솔 분비가 많은 날에 더 많이 먹을 뿐만 아니라, 더욱 단 음식을 찾게 되고 이는 체중 증가 및 건강에 영향을 미칠 수 있음을 밝혀냈습니다[46].

41명의 과체중 여성을 대상으로 한 연구에서는 허리-엉덩이 둘레 비(Waist-to-Hip Ratio, WHR)가 높을수록 스트레스 상황에서 코르티솔이 더욱 많이 분비되었다고 합니다[47]. 허리-엉덩이둘레 비란 허리둘레를 엉덩이둘레로 나눈 값으로 이 수치가 높을수록 더욱 복부에 지방이 많다고 볼 수 있는데, 복부 비만은 전체적인 체중 증가보다 훨씬 더 건강에 해로우므로 매우 중요한 지표입니다.

그리고 더욱 충격적인 연구 결과가 있는데요. 121명의 여성을 대상으로 진행한 연구에서 3주간 하루 1,200kcal로 엄격한 칼로리 제한을 했더니, 코르티솔 농도가 더욱 높아졌다고 합니다[48]. 즉, 엄격한 칼로리 제한 다이어트가 스트레스 요인으로 작용하여 장기적으로는 다이어트와 건강에 도움이 되지 않는 코르티솔 분비를 유도한 것이지요.

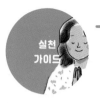

실천
가이드

코르티솔을 줄이는 확실한 방법

이렇게 장기적으로 코르티솔이 과도하게 분비되지 않게 하려면 결국 스트레스 관리를 하는 것이 매우 중요합니다. 단순히 '스트레스받지 말아야지…'라고 생각하는 것으로는 관리가 되지 않으며 더욱 적극적으로 신경을 써야 합니다.

앞서 언급한 연구 결과와 같이 극도의 칼로리 제한 다이어트보다는 가공식품 및 정제 탄수화물을 멀리하는 건강한 식단으로 체중 감량을 하는 것이 코르티솔 분비를 자극하지 않고, 장기적인 체중 감량 및 건강에 훨씬 더 도움이 됩니다. 또한, 매일 충분한 수면을 통해 각종 스트레스 호르몬의 농도가 높아지지 않도록 하는 것이 기본 중의 기본입니다.

스트레스가 이미 발생하여 코르티솔이 분비되었을 경우 운동과 같은 신체활동을 통해 이를 해소하는 것도 매우 좋은 방법입니다. 앞서 언급한 투쟁-도피 반응으로 인해 스트레스 호르몬이 분비되어 혈당이 높아지게 되면, 먼 옛날에는 바로 이어지는 신체활동으로 인해 포도당 연소가 즉각적으로 되었습니다. 하지만 현대에는 직장과 결혼, 그리고 자녀 문제와 같은 만성적인 스트레스때문에 그렇게 해소되기 어려우니 규칙적인 운동으로 이를 해소해주면 포도당이 연소될 뿐만 아니라 운동으로 인해 행복 호르몬인 엔도르핀 또한 분비될 것입니다. 직장 상사 때문에 스트레스 받았을 때 자리에서 일어나 스쿼트를 하며 스트레스를 풀어보는 건 어떨까요?

명상 또는 기도도 코르티솔 농도를 줄이는데 매우 효과적인 방법입니다. 실제로 20대 남성들을 대상으로 한 연구에서 명상의 숙련도에 따라 수치의 차이는 있지만, 확실히 코르티솔 농도를 줄이는데 효과가 있었을 뿐만 아니라 체내 단백질 수치가 올라가고 혈압과 맥박수가 떨어졌다고 합니다[40].

수면과 운동만으로 스트레스 해소가 어렵다면 스트레스 호르몬을 낮춰주는 보충제의 도움을 받는 것도 좋은 방법이 될 수 있습니다. 고등어, 연어, 호두, 치아씨, 아마씨 등에 많이 들어 있는 오메가-3 지방은 코르티솔을 낮추는 데 도움을 줍니다. 여러 연구에

서 오메가3를 섭취한 사람들의 코르티솔 레벨이 더 낮았다고 합니다.[50, 51]

인도의 인삼이라 불리는 아슈와간다는 인도의 오랜 전통 의학인 아유르베다에 사용되는 주 약초인데, 스트레스 완화에 도움을 준다는 연구 결과가 있습니다. 98명의 성인을 대상으로 진행한 연구에서 하루 한 번에서 두 번 125mg의 아슈와간다 보충제를 섭취한 그룹의 코르티솔 레벨이 감소했습니다.[52] 아슈와간다는 우리나라에서도 직구 사이트를 통해 쉽게 구매가 가능한 약초입니다.

그동안 우리는 스트레스는 만병의 근원이라는 말을 흔하게 접해왔지만 체중 감량을 위해 식단과 운동에는 신경을 많이 쓰면서도 스트레스에는 크게 집중하지 않아 온 경향이 있습니다. 하지만 이렇게 스트레스가 혈당 상승 및 지방 증가에 확실한 영향이 있다는 것을 이제 알았으니, 앞서 말씀드린 다양한 방법으로 스트레스를 해소해 보세요.

스트레스 호르몬 '코르티솔'을 낮추는 방법

- 극도의 칼로리 제한 NO! 건강한 식단 Yes!

- 하루 7시간의 충분한 양질의 수면

- 과하지 않은 적당한 운동

- 명상 혹은 기도

- 스트레스 완화 보충제 (오메가-3 등) 섭취

**러브에코
동영상**

최고의 다이어트 약은 '수면'이다

예로부터 '잠이 보약이다', '미인은 잠꾸러기'라는 말이 있습니다.
신기하게도 이렇게 전해져 내려온 말이 현대 과학을 통해 대부분
사실로 증명되고 있습니다. 우리가 아무리 철저히 식습관을 개선하

고 운동을 열심히 해도 적절한 잠을 자지 않는다면, 다이어트에 성공하기 어려울 뿐만 아니라 건강해지기도 어렵습니다. 바쁜 현대인들이 쉽게 간과하는 충분한 수면. 과연 수면 부족은 우리 몸에 어떠한 결과를 초래할까요?

수면 부족과 질병의 상관관계

수면 부족은 비만과 당뇨, 고혈압, 심장 질환, 뇌졸중 등 현대인들의 수많은 건강 문제들과 밀접한 연관이 있고, 심지어 면역력을 떨어트려 감염성 질환이나 암 발생 위험도 증가시킵니다.

수면 전문가인 하버드 의대 찰스 차이슬러 박사는 5년간 하루 수면 시간이 5시간 미만인 사람은 동맥 경화 위험이 300% 높다고 밝혔으며, 그 외에도 하루 수면 시간이 5시간 미만일 경우 사망률이 15% 증가하는 등 여러 가지 연구에서 수면과 질병의 상관관계를 보여주었습니다. 그뿐만 아니라 하루 5시간 미만의 수면은 노화를 4~5년 앞당긴다고도 밝혔습니다.

수면과 호르몬

수면의 중요성은 몇 가지 호르몬으로 설명할 수 있는데, 먼저 규칙적으로 잠을 자면 성장호르몬이 잘 분비됩니다. 성장호르몬은 세포의 재생 및 복구하는 역할을 할 뿐만 아니라 지방 분해와 근육 증가를 촉진합니다. 따라서 이 호르몬으로 인해 우리 몸은 수면 중에 재생공장이 되어 안티에이징 효과를 발휘하게 되는 것이지요. 미인은 잠꾸러기라는 말이 사실인 것 맞지요?

수면 부족은 특히 다이어트에 매우 치명적입니다. 수면이 부족하면 우리 몸이 이를 스트레스 상황으로 인지해 지속해서 과한 코르티솔이라는 호르몬을 분비하고, 코르티솔은 혈당을 높여 살을 찌게 합니다. 또한, 수면 부족은 음식을 먹고 싶게 하는 그렐린 호르몬 수치를 높이고, 그만 먹게 만드는 렙틴 호르몬 수치를 낮춰 더 많이 먹게 되는 결과를 초래합니다.

건강한 20대 남성들을 대상으로 한 연구에서 충분히 자지 못하면 코르티솔뿐만 아니라 아드레날린과 노르아드레날린과 같은 각종 스트레스 호르몬 농도가 100% 이상 증가한다는 연구 결과도 나왔습니다.[53]

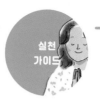

살이 쏙쏙 빠지는 수면 방법

잠자기 최소 4시간 전에는 식사를 모두 마치고 빈속에 자야지만 호르몬 분비가 원활해져 세포 조직의 회복이나 독소 제거 활동이 활발해집니다. 잠들기 직전에 식사하면 우리 몸은 소화하는 데 에너지를 다 사용하기 때문에 몸이 회복하는 작업을 온전히 수행하기 어렵습니다. 당연히 체중 감량에 도움이 되는 호르몬 분비도 잘 이루어지지 않기 때문에 살 빼기가 더욱 어려워집니다.

수면을 잘 취하기 위해서는 멜라토닌 분비가 잘 되어야 하는데, 행복 호르몬이라 불리는 '세로토닌'이 밤에 수면을 돕는 멜라토닌으로 변화됩니다. 즉, 세로토닌 분비가 잘 되어야 양질의 수면을 위한 멜라토닌 분비 또한 잘 되는 것입니다.

낮 : 세로토닌 → 밤 : 멜라토닌

또한, 저녁 식사 시 탄수화물을 섭취하면 잠이 잘 오고 양질의 수면을 취할 수 있으므로 체중 감량에 더욱 도움이 될 수 있습니다.

낫토, 아몬드, 달걀, 육류, 우유 등에 함유된 아미노산인 트립토판은 세로토닌을 만드는 재료인데, 음식으로 섭취한 트립토판이 뇌에 도달하면 세로토닌이 만들어집니다. 인슐린은 트립토판이 뇌에 도달하도록 돕는 역할을 하기 때문에 저녁에 양질의 탄수화물을 섭취하면 인슐린이 분비되어 트립토판을 뇌로 도달하게 만들고, 뇌에서 세로토닌이 만들어집니다. 세로토닌은 멜라토닌으로 변하기 때문에 탄수화물 섭취가 곧 수면을 돕는 것입니다. 낮에는 충분한 단백질과 지방 위주의 음식을 섭취하고 저녁에는 탄수화물 섭취를 늘

**점심: 트립토판 함유 단백질 음식(낫토, 아몬드, 달걀, 육류, 우유) 섭취 →
저녁: 탄수화물(쌀밥) 섭취 → 인슐린 분비되어 트립토판을
뇌로 이동 → 뇌에서 세로토닌이 만들어짐 →
밤: 멜라토닌으로 변화하여 수면을 도움**

리는 것을 추천합니다.

수면을 언제, 얼마나 하는지도 상당히 중요합니다. 밤 10시부터 12시 사이에 호르몬 분비가 가장 왕성한 시간이기 때문에 될 수 있으면 이 시간대에는 잠을 자는 게 좋고, 7~8시간의 수면이 가장 적당합니다. 짧은 수면도 문제지만 너무 긴 시간의 수면 또한 건강에 도움이 되지 않을 수 있습니다. 1,300명을 대상으로 수면과 사망률의 상관관계를 검토한 메타 분석에서 하루 5시간에서 7시간 미만 잠을 잔 사람들의 조기 사망률이 12% 높았고, 8~9시간 이상 잠을 잔 경우 조기 사망률이 30%로 높았다고 밝혔습니다. 하지만 이는 상관관계를 분석한 대규모 분석[55]이기 때문에 개인마다 차이가 있을 수 있으니 무조건 7시간으로 강박관념을 가질 필요는 없습니다.

평소 12시 넘어서 잠들거나 불면증으로 쉽게 잠들기 어렵다면 가장 우선으로 멜라토닌 분비가 잘되도록 생활 습관을 교정해야 합니다. 멜라토닌은 블루라이트 계열에 매우 민감하므로 잠자기 전에는 스마트폰과 컴퓨터를 멀리하는 습관을 가지는 것이 중요합니다.

Chapter 2

서두르는 일상은
다이어트를 느리게 한다

현대인들은 언제나 시간에 쫓기듯 바쁘게 살고 있습니다. 바쁘게 사는 만큼 당연히 살도 빠져야 할 것 같지만, 실제로 이렇게 빨리 사는 것이 체중 증량의 원인일 수도 있습니다. 빠르고 간단하게 한 끼 식사를 할 수 있는 패스트푸드가 탄생하고 난 후 비만 인구가 더 줄었을까요? 가공식품도 바쁜 현대인들을 위한 대안으로 탄생한 것이지만 식품 저장을 위한 각종 화학 물질이 첨가되어 있습니다. 이로 인해 몸에 화학 물질 및 독소가 축적되어 점점 살찌는 몸을 만드는 것입니다. 바쁘게 사는 일상이 오히려 다이어트에는 독이 되고,

반대로 슬로우 라이프가 다이어트를 패스트트랙으로 이끕니다.

매일 아침 테이크아웃 커피 한 잔이 만드는 뱃살

매일 아침 출근하며 몽롱한 정신을 깨우려고 따뜻한 아메리카노 한 잔을 테이크아웃하는 직장인들이 많습니다. 한 잔으로 끝나지 않고 점심 식사 후 커피를 또 사 들고 다시 회사로 향하는 경우도 종종 있죠. 커피에 넣는 당분이 문제지 아메리카노는 다이어트의 적이 아니니까요. 그런데 이렇게 매일 마시는 테이크아웃 커피로 인해 살찌는 몸이 될 가능성이 있습니다. 커피 자체는 문제가 아니지만, 그 커피를 담은 용기가 문제를 일으킬 수 있습니다.

커피 전문점에서 흔히 사용하는 종이컵 내부에는 수분에 젖는 것을 방지하기 위해 코팅 처리가 되어있습니다. 종이컵의 코팅은 105℃ 이하에서는 대체로 안전하다고는 하지만 계속해서 논란이 있었습니다. 2013년에 여성환경연대가 국내 커피 전문점 7곳의 테이크아웃 종이컵에서 환경 호르몬인 과불화 화합물이 검출되었다고 발표해 논란을 빚은 바 있습니다. 과불화 화합물은 각종 발암 물질, 불임, 과잉행동장애 등을 일으킵니다.

지속적인 환경 호르몬에 노출되면 호르몬 불균형을 유발하여 이로 인해 우울증, 신경과민, 수족 냉증, 각종 여성 질환 등이 발생할 수 있으며 체중이 증가하고 특히 복부와 엉덩이 부분에 집중됩니다. 물론 종이컵에 커피 몇 잔을 마셨다고 즉각적으로 호르몬 불균형이 발생하는 것은 아니지만 환경 호르몬은 우리가 매일 사용하는 샴푸, 린스같은 목욕용품, 각종 생활용품의 플라스틱 용기 등 생각보다 생활 속 깊숙이 침투되어 있습니다.

특히 요즘 다양한 다이어트 식품이 개발됨에 따라 전자레인지에 포장지와 함께 데워 먹거나, 코팅제를 사용한 일회용 용기를 많이 사용하고 있습니다. 안전성 검증을 받았다고는 하지만 환경 호르몬 검출의 가능성을 100% 피해갈 수는 없다고 생각합니다.

많은 중년 여성들이 식단 조절을 잘하고 운동도 꾸준히 하지만 체중 감량이 되지 않을 때 호르몬 불균형이 원인인 경우가 종종 있습니다. 장기적으로 노출된 환경 호르몬으로 인해 점점 더 살 빠지기 힘든 몸이 되어가는 것이지요. 먹고 마시는 것을 철저히 기록하는 것에만 노력을 기울이기보다는 우리가 쉽게 놓치고 있는 생활

속 요소도 꼭 한번 점검해 보시길 바랍니다.

따뜻한 온욕이 주는 놀라운 운동 효과

현대인들은 바쁘다 보니 다들 샤워는 최대한 '퀵(Quick)'하게 하지요? 그나마 한국에는 목욕탕 문화가 발달해서 예전에만 해도 일주일에 한 번 목욕탕을 안 가면 몸이 찌뿌둥할 정도라고 했지만, 요즘은 어르신들 외에 목욕탕을 자주 찾는 사람들이 거의 없는 것 같습니다. 그리고 집마다 욕조를 없애고 샤워부스를 대신 설치하는 예도 흔하지요. 그런데 만약 뜨거운 물에 몸을 담그고 있는 것만으로도 30분간 걸어 다닌 것과 같은 운동 효과를 낸다고 하면 더는 '퀵'하게 샤워만 하고 나오고 싶지 않겠지요?

영국 러프버러 대학(Loughborough University)에서 14명의 남성을 대상으로 진행한 연구에 따르면 40℃ 정도의 뜨거운 물 속에 1시간 동안 몸을 담그고 있는 것만으로 약 30분간 걸어 다닌 것과 같은 열량 소모 효과가 있었고 실제로 약 140kcal를 소모했다고 합니다.

이 연구에서 더욱 중요한 것은 바로 혈당 변화인데요. 뜨거운 물로 목욕을 했더니 자전거 타기와 같은 운동을 했을 때보다 오히려 식후 최고 혈당 수치가 10% 더 낮게 나오는 놀라운 결과가 나왔습니다.[56] 또한 항염증 관련 수치가 운동했을 때와 비슷하게 나왔으며 이는 목욕 또는 사우나와 같이 일시적으로 체온을 높여주는 방법이 만성 염증을 낮출 수 있다는 사실을 알려줍니다.

2015년에 진행된 핀란드의 한 연구에 의하면 주기적인 사우나는 심장마비와 뇌졸중의 위험을 줄일 수 있다고 밝혔습니다.[57]

온욕, 사우나의 원리

어떻게 이런 놀라운 결과가 나타나는 것일까요? 해당 연구를 진행한 생리학자 스티브 포크너(Steve Faulkner)는 그 비밀이 바로 '열 충격 단백질(Heat Shock Proteins)'에 있다고 합니다. 몸에 뜨거운 물이 닿으면 열 충격 단백질이 합성되는데 정상 세포에 온열이 가해지거나 혹은 여러 형태의 스트레스가 갑자기 증가하였을 때 세포 안에서 스스로 만들어지는 단백질입니다. 이 단백질은 열 스트레스로부터 세포를 보호하는 역할을 하며 변형된 단백질을 다시 정상 단백질로 회복시키고 세포를 강화하기도 합니다. 또한, 열 충격 단백질이 인슐린 감수성을 높이기 때문에 그 결과 혈당이 조절된 것

으로 볼 수 있습니다.[58]

2014년 쥐를 대상으로 진행한 연구 논문에 따르면 8주간 온열요법을 받은 쥐들의 당화혈색소(3개월 평균 혈당 수치를 반영하는 지표입니다) 수치가 온열요법을 받지 않은 쥐들 대비 현저히 낮았으며, 공복 인슐린도 온열요법을 받지 않은 쥐들 대비 상당히 낮았습니다. 이는 온열요법이 인슐린 감수성을 높여 혈당 조절을 더욱 잘 되게 하는 것을 의미합니다.[59]

주의할 점은 당뇨 환자의 경우 너무 장시간 목욕을 하게 되면 저혈당 쇼크가 올 수도 있기 때문에 주의해서 적절한 시간동안 목욕하고 마무리를 해야 합니다. 또한, 장시간 온탕에 있으면 혈관이 확장되어 저혈압이 될 수 있고 탈수증을 유발할 수 있으므로 30분 이내로 목욕을 마치는 것이 좋습니다.

물론 운동을 제쳐두고 온탕 목욕과 사우나와 같은 온열요법에만 의존하는 것은 좋지 않지만, 운동하러 가기 어려운 상황이나 체력적으로 운동하기 힘든 상황에 있다면 적극적으로 추천하며 시간적 여유가 된다면 빠르게 샤워하는 것보다 이왕이면 욕조에 물을 받고 목욕을 하는 것을 추천합니다.

삶을 변화시키는 최고의 운동은 걷기다

건강과 다이어트를 논할 때 빠질 수 없는 말이 바로 '규칙적인 운동'입니다. 사실 이는 전혀 새로운 가르침도 아니고 모르는 사람 또한 없을 것입니다. 그런데 문제는 규칙적인 운동을 꾸준히 하기란 여간 쉬운 일이 아닌 것이죠. 그렇다면 여러분이 큰 무리 없이 평생 가져갈 수 있는 운동은 무엇일까요? 그것은 바로 걷기입니다. 사실 걷기는 일상생활에서 조금만 여유를 가지면 늘 할 수 있는 것이기 때문에 운동이라고 생각하지 않을 수도 있습니다.

하지만 의학의 아버지 히포크라테스는 '걷기는 사람에게 최고의 약이다.(Walking is man's best medicine)'라고 했고, '기분이 우울하면 걸어라. 그래도 여전히 우울하면 다시 걸어라.(If you are in a bad mood go for a walk. If you are still in a bad mood go for another walk)'라는 말도 남겼습니다. 이처럼 걷기는 단순히 우리의 신체 건강을 뛰어넘어 정신 건강에도 큰 효과가 있다는 것이죠. 동의보감에서도 걷기에 대해 '좋은 약을 먹는 것보다 좋은 음식이 낫고, 음식을 먹는 것보다 걷기가 더 낫다'라고 언급하고 있습니다. 이처럼 시

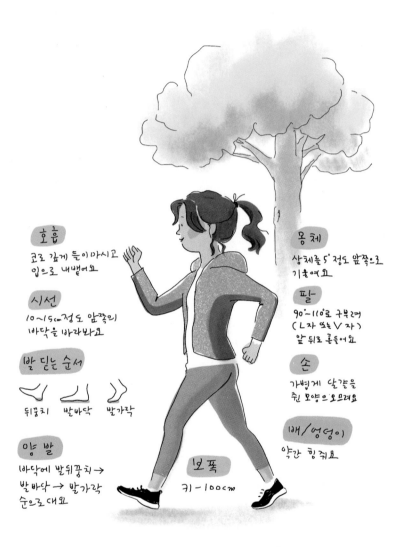

대를 아우르며 극찬을 받는 운동이 또 있을까요? 비용을 들여가며 배우는 운동도 아니고 따로 크게 시간을 내어 갈 필요도 없이 일상 생활에서 얼마든지 실천할 수 있는 것 또한 장점입니다. 운동하기 싫은 몸을 억지로 이끌고 헬스장으로 향하기는 힘들어도, 근교 아웃렛으로 나들이 가서 온종일 쇼핑하며 걷는 것은 얼마든지 할 수 있지 않나요?

걷는 동작만으로 몸의 206여 개의 뼈와 600개 이상의 근육과 힘줄을 움직일 수 있습니다. 이는 모든 신체 부위를 골고루 사용하는 최고의 운동이죠. 또한, 걷기는 콜레스테롤 감소, 혈류 증가, 혈액 응고인자 감소, 혈압 안정화 등을 통해 심혈관 질환에 의한 사망률을 낮추는데 도움이 됩니다. 특히 당뇨병 환자의 경우 걷기가 인슐린 저항성 개선에 도움을 준다고 하니, 과도한 인슐린 분비로 인한 비만으로 시달리는 대다수 현대인에게 최고의 운동인 셈이죠.

걷기의 효과는 단순히 근육 움직임 및 에너지 연소를 통한 다이어트 효과를 뛰어넘습니다. 걸으면 우리 뇌 속에서 베타 엔돌핀이 분비되는데, 이 호르몬으로 인해 스트레스 해소 및 우울증 개선의 효과를 볼 수 있습니다. 또한, 햇볕을 쬐면서 걷다 보면 행복 호르몬이라 불리는 세로토닌 분비도 촉진됩니다. 세로토닌 역시 우울감을 해소해주기 때문에 스트레스 받는 상황을 피할 수 없다면 평소 자주 걸음으로써 스트레스를 적극적으로 해소해보는 건 어떨까요. 스트레스는 다이어트의 최대의 적이라고 앞에서 다룬 바 있지요?

또한, 세로토닌은 원활한 수면을 위해 필수적인 멜라토닌의 재료가 됩니다. 따라서 낮에 햇볕을 쬐며 걷는다면 수면을 잘 취할 수 있고, 수면을 잘 취하면 다이어트 효과가 상승합니다. 이처럼 걷기는 단순히 체지방 연소 등의 운동적인 관점을 넘어 호르몬 분비에도 관여하여 다이어트에 매우 긍정적인 효과를 주는 최고의 운동입니다. 아무리 일상이 바쁘더라도 한 정거장 먼저 내려서 걷거나, 가까운 마트는 걸어서 다녀보면 어떨까요? 자녀들과 주말 나들이도 한곳에 머무르는 키즈카페 같은 곳 보다, 온 가족이 다 함께 걸을 수 있는 야외로 나가보는 것도 생활 속 걸음을 늘리는 최고의 방법일 것입니다.

어느 정도 걷기에 적응이 되면 점점 더 오래 걸을 수 있게 됩니다. 요즘 만보기 앱도 다양하고, 하루 만 보를 걸으면 쇼핑 포인트를 제공하는 앱도 있습니다. 걷기에 어느 정도 탄력 받았다면 하루 만 보 걷기에 도전해봅시다.

주말에는 자연으로 나가서 맑은 공기를 마시자

인간의 생존에 있어 가장 필수적이지만 우리가 쉽게 간과하는 것이 무엇일까요? 음식은 먹지 않아도 수일을 버틸 수 있습니다. 우리 몸에 뛰어난 음식 저장고인 지방이 있으니까요. 그러나 숨은 몇 분만 쉬지 못하면 죽음에 이를 수 있습니다. 그만큼 우리가 생존하는 데 가장 중요한 것임에도 불구하고 늘 우리 곁에 존재하는 것이기에 그 중요성을 인지하지 못하고 살고 있죠. 요즘에는 미세먼지 때문에 맑은 공기의 중요성이 조금 더 커지긴 했지만요. 그런데 산소 부족이 여러분의 다이어트를 방해할 수도 있다는 사실을 아시나요?

우리가 음식을 섭취하면 해당 음식을 통해 생명 활동에 필요한 에너지를 얻거나 우리 몸을 원활하게 작동하고 구성하는 데 사용합니다. 만약 우리가 섭취한 음식을 적재적소에 잘 활용한다면 잉여 영양소가 지방의 형태로 축적될 이유가 없겠죠. 그래서 섭취한 음식은 원활하게 잘 사용되어야 하며, 바로 이것이 대사가 잘 되는 몸입니다.

우리 몸에서 사용하는 가장 좋은 에너지인 ATP(모든 살아있는 세포에서 에너지 저장소 역할을 하는 분자 단위의 유기화합물)를 만들기 위한 두 가지 필수적인 구성 요소는 탄수화물, 단백질, 지방과 같은 영양소와 산소입니다. 즉, 우리가 밥을 먹고 밥심을 내려면 밥 속의 포도당과 우리가 호흡해서 들이마신 공기 속의 산소가 반드시 만나야합니다. 만약 우리 몸에 원활한 산소 공급이 되지 않는다면 밥이 밥심이 되지 않고, 밥을 먹어도 힘이 안 나고 무기력증과 만성피로로 시달리겠죠. 기운이 떨어진다고 힘을 내기 위해 아무리 영양소를 많이 섭취해도 이를 에너지로 만들어 사용하려면 산소가 필요합니다. (산소가 필요 없는 무산소 대사도 있지만, 일상생활과 관련이 없기 때문에 여기서는 생략합니다)

다이어터들에게 이 사실은 매우 중요합니다. 기본적으로 살을 빼고 싶다면 우리 몸에 지방을 저장하지 않고 잘 연소시켜야 하기 때문이죠. 여기서 지방 연소라 하면 결국 산소와 지방이 결합하여 에너지로 방출되는 것을 의미합니다. 즉, 우리 몸에 양질의 산소가 많이 들어오면 인체의 대사가 활발해지고 지방이 적극적으로 분해됩니다. 또한, 에너지가 넘치면 당연히 더 활동적으로 선순환이 이루어지겠죠.

산소가 부족하면 세로토닌 합성도 줄기 때문에 우울감이 커질 뿐만 아니라 폭식증이 이어질 수 있어 다이어트에 더욱더 치명적입니다. 하버드 정신의학 저널(Harvard Review of Psychiatry)에 따르면 고산지대에 사는 사람이 우울증을 앓거나 자살하는 사례가 많고, 이것은 낮은 산소 농도와 관계있다고 밝혔습니다. 쥐를 대상으로 한 실험에서도 산소 부족을 유발하는 고도 자극을 일주일간 줬더니 움직임이 둔해지는 등 우울증 증상이 나타났다고 합니다. 이는 체내 산소 부족으로 나타난 세로토닌 수치 저하로 인한 증상이며, 세로토닌 부족은 앞장에서 살펴본 바와 같이 다양한 기전으로 다이어트에 부정적인 영향을 미칩니다.

현대인들은 환기가 잘 되지 않는 밀폐된 사무실에서 대부분 시간을 보내고 있습니다. 또한, 출퇴근할 때 이용하는 승객으로 꽉 찬지하철의 산소 농도는 18~19%까지 떨어진다고 합니다. (대기 중 평균 산소 농도: 21%) 최근 들어 심한 미세먼지로 인해 집에서도 환기를 자주 안하고 창문을 닫고 생활합니다. 거기다가 부엌에서 요리를 하면 일산화탄소 농도까지 상승합니다. 일산화탄소는 산소 대신 적혈구에 붙어 우리 몸에 더욱 큰 산소 부족을 유발합니다. 게다가 코로나바이러스로 인해 계속해서 마스크 착용을 하여 원활한 산소 공급이 점점 더 어려워지고 있습니다.

산소가 부족할 때 나타나는 대표적인 증상은 두통인데, 두뇌는 전체 산소 소모량의 30% 이상을 사용하기 때문에 산소가 부족하면 두통이 발생합니다. 또한, 필요한 산소를 더 많이 공급하기 위해 수시로 하품을 하게 됩니다. 만약 우리 몸의 산소 농도가 19~20% 이하로 떨어지면 가슴이 답답하고 두통, 식욕부진, 구토 등의 증상이 나타날 수 있습니다. 자동차를 장시간 타고 갈 때 멀미를 느끼는 것도 밀폐된 공간에서 일어나는 산소 부족 증상일 수 있습니다.

손 하나 까딱 안 하고 호흡만 제대로 해서 살을 뺄 수 있다는 복식호흡도 결국 산소를 몸속에 충분히 공급하여 몸속 지방을 원활하게 태우는 방식입니다. 그래서 제대로만 하면 숨쉬기도 '운동'이 됩니다. 우리가 매일같이 산소 농도가 높은 삼림욕장에 가서 지낼 수는 없는 노릇이니 호흡에 조금 더 신경을 써서 많은 산소를 들이마시도록 노력해야 합니다.

또한, 매일 집안이나 자동차에서 환기를 잘 하는 것도 중요합니다. 내 몸 속에 많은 산소가 들어오면 더 많은 지방이 활활 타오를 것이라는 생각과 함께 말입니다. 집안에 식물을 배치하여 산소 농도를 높이는 것도 좋은 대안이 될 수 있습니다. 저는 맑은 산소를 마음껏 들이마시려고 아예 산 바로 앞으로 이사를 왔답니다.

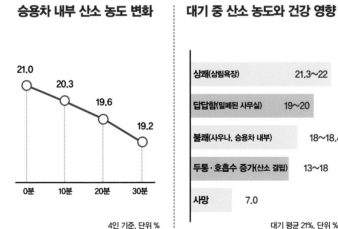

승용차 내부 산소 농도 변화

21.0
20.3
19.6
19.2

0분　10분　20분　30분

4인 기준, 단위 %

대기 중 산소 농도와 건강 영향

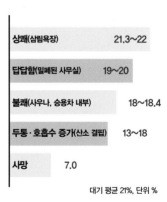

상쾌(삼림욕장)	21.3~22
답답함(밀폐된 사무실)	19~20
불쾌(사우나, 승용차 내부)	18~18.4
두통·호흡수 증가(산소 결핍)	13~18
사망	7.0

대기 평균 21%, 단위 %

주말에는 밀폐된 쇼핑센터보다는 자연으로 나가 신선한 공기를 마음껏 들이마셔 보세요. 자연이 주는 공짜 대사 증진제니까요! 자연에서 맑은 공기를 마시며 의학의 아버지 히포크라테스가 극찬한 최고의 운동인 걷기를 함께 한다면 이보다 더 좋은 다이어트 약은 없을 것입니다.

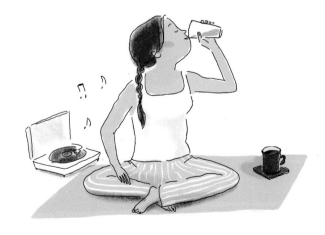

깨진 균형을 바로 잡고 인생이 바뀌는
러브에코's 탄단지밸런스

5

PART

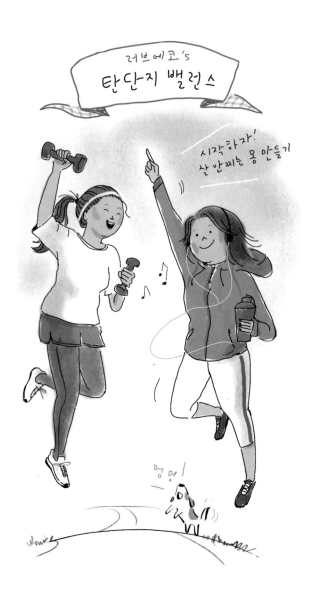

만년 다이어터 졸업하는 6주 풀코스 플랜

이론으로 완전히 무장한 것을 축하드립니다! 드디어 실전으로 나아갈 시간입니다. 아마 지금쯤 음식과 세상을 바라보는 여러분의 관점이 많이 변했을 것입니다. 그동안 무심코 지나쳤던 많은 것들이 인체에 어떠한 영향을 미치는지 눈에 보이게 될 것입니다. 하지만 단순히 머리로만 안다고 내 것이 되는 것은 아닙니다. 직접 실천해봐야 진짜로 내 것이 되는 것입니다. 그렇지 않다면 지금 배운 지식은 어느새 다시 허공으로 사라질지도 모릅니다.

저는 인생의 균형을 깨는 과도한 변화는 우리에게 결코 이롭지 않다고 생각합니다. 그래서 다이어트를 위해 당장 이 책에 있는 모든 내용을 단번에 실천하는 플랜을 제시하고 싶지 않습니다. 아마도 그렇게 한다고 한들 얼마나 실천 가능할까요? 하지만 반대로 너무 느슨하게 그저 '배워두면 언젠가 활용하겠지'하는 바람으로 내버려 둘 수는 없어요. 비행기도 이륙하려면 초반에 엄청난 에너지로 엔진을 풀로 가동하다가 어느 정도 고도에 도달했을 때 비로소 엔진 가동을 줄입니다. 자전거를 탈 때도 처음에는 페달을 열심히 밟

아야 앞으로 나아가는 힘이 생겨요. 우리에게도 이런 시간이 어느 정도 필요해요. 여러분의 대사가 증진되어 지방이 활활 타는 순간을 맞이할 때까지는 조금 더 엄격한 기준을 가지고 노력할 필요가 있습니다. 그래서 단계별로 여러분이 실천할 내용을 6주 차로 나누어 정리해봤습니다. 이 순서는 여러분이 자유롭게 바꿀 수도 있고, 기간을 늘려서 진행할 수도 있습니다. 다만 다음 순서가 가장 실천하기 쉽고 효과적일 테니 될 수 있으면 방법에 맞춰 실천해보기를 추천합니다.

1주 차: 인슐린 분비 줄이기

첫 주차는 탄수화물 중독성이 높을수록 더 실천하기 어려울 수 있습니다. 빵, 떡, 면, 단 음료, 달콤한 디저트, 설탕과 같은 과도한 정제 탄수화물을 줄이는 노력을 해보세요. 이 기간에는 무조건 안 먹겠다, 혹은 어느 정도만 먹겠다는 철저한 계획보다는 내가 먹는 음식 중 어떤 음식이 고탄수화물 음식인지 알아가는 단계입니다. 단순히 우리가 알고 있는 빵, 떡, 면뿐만 아니라 각종 양념육에도 설탕이 많이 들어 있어 인슐린 분비를 자극하고, 돈가스와 치킨의 튀김옷도 밀가루입니다. 달콤한 샐러드 드레싱과 각종 반찬류에도 설탕이 많이 들어갑니다. 과일도 당분 함량이 상당히 높아서 인슐린 분비를 촉진합니다. 우유에도 유당이라는 탄수화물이 함유되어 있습니다. 이처럼 처음에는 내가 먹고 있는 상당량의 음식에 인슐린 분비를 촉진하는 당분(탄수화물)이 들어 있다는 것을 알고 몹시 놀랄 것입니다.

과도한 당분 위주의 정제 탄수화물 식품을 피하려고 노력함과 동시에 내가 먹는 음식의 영양성분을 파악해서 어떤 음식에 탄수화물 함량이 높은지 확인해보세요. 음식을 먹기 전에 식품 성분표를 확인하면 음식의 탄수화물, 단백질, 지방 함량을 확인하실 수 있습니다. (Part 2. 식품 성분표의 탄수화물 확인하는 방법 참고) 이 기간에는 과하게 탄수화물을 배제하려고 하지 마세요. 그럴 때 오히려 강박증이 생겨서 탄수화물 폭식으로 이어질 수 있습니다.

각자 평소 섭취해온 탄수화물 양에 따라 난이도는 조금 다르게 느껴지겠지만 하루 순탄수화물 100g (약 쌀밥 1공기 반) 미만을 기준 삼고 식단을 해보세요. 운동할 때도 준비운동을 하듯이 저탄수화물 식단을 본격적으로 하기 전에도 어느 정도의 준비 기간을 갖어야 앞으로의 프로그램을 성공적으로 이끌 것입니다.

6주 동안 운동은 자유롭게 본인이 즐길 수 있는 것으로 하면 됩니다. 운동으로 체중 감량을 이루겠다는 강박증을 버리고, 오직 건강한 자극 및 스트레스 해소를 위해 활용하세요. 가장 추천하는 운동은 하루 만 보 걷기입니다. 아침 햇살을 맞으며 걸으면 밤에 멜라토닌 분비가 잘 되어 숙면을 할 수 있고 장 운동을 활발하게 하여 배변 활동에도 도움을 줍니다.

특히 다이어트 기간 6주 동안은 수면에 신경을 써 주세요. 수면이 부족하면 스트레스 호르몬 분비로 인해 폭식증이 생길 수 있습니다. 잠만 잘 자도 살이 빠집니다. 미인은 잠꾸러기라는 말이 있죠? 아무리 식단과 운동을 열심히 해도 수면이 부족하면 다이어트에 부정적인 영향을 미칩니다.

2주 차: 지방과 친해지기

이제 본격적으로 탄수화물을 줄이고 지방과 친해질 시간입니다. 아마도 1주일간 식사를 할 때마다 탄수화물 함량을 확인했다면, 이제 대충 어느 음식에 탄수화물이 많이 함유되어 있는지 감이 잡혔을 것입니다. 그동안 얼마나 탄수화물만 편애했는지 느끼셨겠죠? 이제 탄수화물에 대한 과도한 집착으로 인해 깨진 균형을 바로잡을 때입니다. 그렇게 하기 위해서는 그동안 미워만 했던 지방과 더욱 더 친해지는 시간이 필요합니다.

1 | 하루 섭취 탄수화물 50g 이하로 줄이자!
(탄:단:지 비율 1:2:7 도전)

2주 차에는 하루 섭취 탄수화물을 50g 이하로 줄여보세요. 우리 몸이 지방을 잘 태워볼 기회를 줘야 합니다. 하루 섭취 칼로리의 비율로 보자면 탄수화물 1: 단백질 2: 지방 7 비율로 한번 도전해보세요. 여기서 핵심은 탄수화물은 50g 이하이고 단백질과 지방 비율은 조금 달라져도 큰 상관은 없습니다. (총 탄수화물에서 섬유질을 제외한 '순탄수화물'로 계산합니다. 섬유질은 인체에 흡수되지 않습니다.)

사람마다 다르겠지만 하루 권장 섭취 칼로리가 2,000kcal인 경우 다음과 같습니다.

- **탄수화물 200kcal / 4kcal = 50g**
- **단백질 400kcal / 4kcal = 100g**
- **지방 1,400kcal / 9kcal = 156g**

흰 쌀밥 한 공기의 경우 탄수화물이 64.35g으로 이미 하루 탄수화물 섭취량 50g을 초과합니다. 즉, 이 기간에 흰 쌀밥 섭취를 권하지는 않지만, 굳이 먹고 싶다면 다른 음식의 탄수화물 함량을 고려하여 하루 반 공기를 넘기지 않아야 합니다.

탄:단:지 비율을 보고 처음에는 화들짝 놀랄 수도 있어요. 하루 총열량의 70%를 지방으로 섭취해야 한다니! 마치 종일 기름을 벌컥벌컥 들이켜야만 할 것 같나요? 하지만 다음 식단을 보면 전혀 어색하지 않은 식단이라고 느낄 거예요.

탄:단:지 비율 1:2:7 식단의 예

(*모든 식단 영양 정보는 'Fat Secret' 앱 기준)

. . . .

하루 총섭취량 : 탄 45.51g, 단 109.32g, 지 144.12g

탄 45.51g × 4kcal = 182.04kcal

단 109.32g × 4kcal = 437.28kcal

지 144.12g × 9kcal = 1,297.08kcal

. . . . 총 1,916.4kcal

아침 : 달걀 후라이, 견과류

탄 4.49g, 단 18.13g, 지 32.67g

– 달걀 후라이 2개 : 탄 0.84g, 단 12.48g, 지 13.52g

– 호두 5알 : 탄 1.25g, 단 3.05g, 지 13.05g

– 아몬드 10알 : 탄 2.4g, 단 2.6g, 지 6.1g

점심 : 콩나물 돼지고기 들기름밥

(간장 칼로리 미미하여 생략, 되도록 당분 없는 간장 선택할 것)

탄 35.04g, 단 48.12g, 지 42.3g

– 콩나물 2컵 : 탄 2.86g, 단 4.02g, 지 0.54g

- 돼지고기 앞다릿살 200g : 탄 0g, 단 41.24g, 지 11.26g

- 들기름 2큰술 (30g) : 탄 0g, 단 0g, 지 30g

- 흰쌀밥 1/2 공기 : 탄 32.18g, 단 2.86g, 지 0.5g

저녁 : 낫토, 고등어구이, 양상추 샐러드(올리브유/식초 드레싱)

탄 5.98g, 단 43.07g, 지 69.15g

- 낫토 1개 : 탄 4g, 단 7g, 지 1g

- 고등어구이 1인분(200g) : 탄 0.7g, 단 35.18g, 지 25.19g

- 양상추(100g) : 탄 1.28g, 단 0.89g, 지 0.11g

- 올리브유 3큰술(45g) : 탄 0g, 단 0g, 지 42.85g

만약 탄수화물 50g 이하가 너무 힘들게 느껴진다면 지나친 강박을 가지지 말고 조금 더 섭취 비율을 늘려도 됩니다. 전체 탄단지 비율을 탄수화물 2: 단백질 3: 지방 5로 조정해 보세요. 다만 탄수화물은 100g이 넘지 않도록 주의해주세요. 초반에 과도한 탄수화물 섭취를 하면 인슐린 분비가 촉진되어 지방이 적극적인 에너지원으로 활용되기 어려워요.

2 | 다양한 지방을 골고루 먹어보자!

그동안 지방을 너무 멀리해온 탓에 다양한 고지방 식품군을 먹어보지 못했을 거예요. 어차피 이 기간에 하루 섭취 열량의 70%를 지방으로 섭취해야 하니 매일 같은 지방만 고집하지 말고 다양한 음식 재료를 시도해보세요. 아보카도, 버터, 들기름, 올리브유, 코코넛 오일, 코코넛 밀크, 견과류, 다크 초콜릿, 베이컨, 삼겹살 등 다양한 지방을 마음껏 섭취해보세요.

3 | 간간하게 음식을 먹어보자!

탄수화물 섭취를 줄이면 인슐린 분비가 급격하게 줄어듭니다. 그런데 인슐린은 체내 염도 0.9% 유지를 위해 소변의 나트륨을 재흡수하는 기능도 수행합니다. 인슐린 분비가 줄어들면 이 기능을 잘 수행하지 못하기에 소변을 통해 나트륨 손실이 있을 것입니다. 그 경우 인체는 0.9%의 염도를 유지하기 위해 수분을 배출하게 됩니다. 염분이 배출되는데 수분이 함께 배출되지 않는다면 인체의 염분 농도가 낮아지기 때문이죠. 그런데 이때 우리가 충분한 염분 보충을 하지 않는다면 탈수 증상이 발생할 수 있습니다. 실제 저탄수화물 식단을 하면서 두통, 무기력증, 구토, 변비 등 다양한 부작용을 겪는 이유가 대부분 염분 부족으로 인한 증상입니다. 평소보다 훨씬 더 많이 소금을 적극적으로 섭취하도록 노력해보세요. 음식을 최대한 간간하게 먹어보고, 이 방법이 어렵다면 따뜻한 차에 소금을 넣어 마시는 방법도 좋은 대안이 될 수 있습니다. 또한, 소금을 넣은 차는 음식에 대한 갈망을 잠재우는데 효과가 있어요. 소금은 정제 소금은 피하고 천일염, 토판염, 죽염, 히말라야 핑크 솔트를 추천합니다.

3주 차: 가공식품 멀리해보기

2주 차에는 오직 탄수화물 섭취를 줄이고 지방 섭취를 늘리는 것에 초점을 맞췄습니다. 3주 차에는 2주 차와 같은 식단 비율을 지키되 좋은 음식 재료로 바꿔보는 것이죠. 탄수화물이라고 다 같은 탄수화물이 아닙니다. 단백질과 지방 역시 마찬가지입니다. Part 2의 내용대로 '좋은' 식품으로 바꿔보세요. 그동안 냉동 도시락, 다이어트 가공식품 위주로 식사를 했다면 이제는 직접 장을 보고 신선한 음식 재료로 조리를 해보세요. 가능하다면 유기농 채소, 유정란,

목초 사육 고기 등 좋은 음식 재료로 하나씩 바꿔보세요. 또한, 장 건강을 위해 식이섬유가 풍부한 채소 섭취를 늘려야 합니다. 푸른 잎 채소 섭취로 인해 탄수화물 함량이 초과하더라도 걱정하지 마세요. 푸른 잎 채소의 탄수화물은 대부분 식이섬유이기 때문에 실제 우리 몸에 흡수되는 순탄수화물 양은 매우 적어서 마음껏 먹어도 됩니다. 다만 고구마, 감자와 같은 뿌리채소는 초반 탄수화물을 다소 엄격하게 제한하는 기간에만 주의해주세요. 뿌리채소의 탄수화물 함량은 상당히 높습니다.

4주 차: 단식으로 세포 청소하기

1 | 일주일에 한 번 단백질 단식을 해보자!

저탄수화물 식단을 하다 보면 자연스럽게 단백질 섭취가 많아집니다. 오랫동안 지방과 멀리해왔기 때문에 고지방 식품보다는 고단백 식품이 더욱 친숙하기도 하며 지방 섭취를 위해 육류를 자주 섭취하기 때문이죠. 그리고 탄수화물 섭취를 제한하면서 찾아오는 허기를 고기로 달래게 됩니다. 하지만 우리 몸은 일시적으로 단백질 섭취를 하지 않더라도 몸속에 있는 단백질을 재활용할 수 있는 기능이 있으며 이 작용을 통해 세포가 청소되는 효과를 누릴 수 있어요. 하루쯤은 단백질 섭취량을 하루 섭취량의 10% 정도로 제한하는 단백질 단식을 통해 세포 청소의 시간을 가져보세요. 세포가 청소되면 대사도 더 잘 되고 피부도 좋아집니다. 그리고 이때가 그동안 참아왔던 탄수화물을 조금 더 섭취할 수 있는 절호의 기회랍니다! 탄:단:지 비율은 4:1:5 정도로 맞춰보면 좋습니다. 가능하다면 하루 총 800kcal 정도만 섭취하면 더욱 효과적입니다. 800kcal를 섭취한다고 봤을 때 탄수화물 80g, 단백질 20g, 지방 44g 정도로 볼 수 있어요. 평소보다 비교적 많은 탄수화물을 섭취할 수 있는 날입니다. 주의할 점은 설탕과 밀가루와 같은 정제 탄수화물을 섭취하면 안 됩니다. 단호박, 비트, 감자, 고구마 등의 뿌리채소와 딸기, 블루베리, 토마토, 키위 등 비교적 당류 함유량이 낮은 과일 같은 좋은 탄수화물을 섭취해주세요.

2 | 나에게 맞는 간헐적 단식을 찾아서 시도해보자!

지금쯤 아마도 자연스럽게 간헐적 단식을 실천하고 계실지도 모르겠습니다. 저탄수화물 식단을 하고 지방을 잘 연소하면 실제로 배고픔을 잘 느끼지 않고 종일 에너지 레벨이 높게 유지되거든요. 그래서 저탄수화물 식단을 하다가 자연스럽게 간헐적 단식을 실천하게 되는 경우가 많아요. 만약 여러분이 아직 세 끼를 나눠 드신다면 이제 간헐적 단식을 한번 시도해보세요. 단식의 방법은 여러 가지가 있지만 우선 16시간 단식 후 8시간 동안만 식사하는 16:8 방법으로 시작해보는 것을 추천합니다. (자세한 단식 방법은 Part 3 다양한 단식 방법을 참고하세요)

5, 6주 차: 평생 습관 만들기와
일상 속 작은 변화 실천하기

건강한 식생활을 평생 유지하기 위해서는 이 기간이 가장 중요합니다. 4주간은 감량을 위해 열심히 질주한 기간이라면, 지금은 유지를 위해 습관으로 자리 잡는 기간입니다. 이 기간은 적어도 2주간 무조건 유지했으면 하는 마음으로 총 6주 프로그램을 만들었지만, 사실 미지막 5, 6주 차 내용은 평생 이어가야 할 내용입니다. ㄱ 어떤 다이어트도 원래의 습관대로 돌아가면 요요가 옵니다. 만약 6주 프로그램 이후에 습관이 다시 흐트러졌다면, 다시 1~4주 차 프로그램으로 돌아갑니다.

지금부터는 탄수화물 섭취를 조금 늘려도 괜찮습니다. 그동안 여러분의 몸이 지방을 에너지원으로 쓰는 능력을 잘 키웠으니까요. 예전과 같은 정제 탄수화물 위주의 식단으로만 돌아가지 않으면 됩니다. 좋은 탄수화물, 단백질, 지방을 적절한 비율로 골고루 잘 섭취하세요. 탄수화물에 치우친 식단만 아니면 됩니다. 조금 더 체중 감량을 원하면 탄수화물 비율을 크게 늘리지는 않으면서 각자만의 비율을 찾아보세요. 우리 몸은 다 다르고 절대적인 답은 없습니다.

만약 여러분이 4주간 원하는 감량을 이루었다면 그동안 탄수화물 섭취량 때문에 잘 먹지 못했던 뿌리채소와 제철 과일도 다양하게 섭취하기 시작해야 합니다. 궁극적인 건강과 원활한 지방 대사를 위해서는 다양한 영양소가 필요한데, 채소와 과일에는 비타민, 무기질, 효소 등이 함유되어 있으며 식이섬유 또한 우리의 장 건강을 위해 꼭 필요합니다. 다만 아무리 감량이 이루어졌다고 해도 다시 정제 탄수화물 섭취를 하며 고탄수화물 위주의 식단으로 돌아간다면 균형이 깨져 원래의 몸으로 돌아갈 수 있습니다. 따라서 균형 잡힌 식단으로 탄수화물 섭취량을 늘려보세요.

가장 단순한 실천 방법은 그램(g)을 기준으로 탄수화물, 단백질, 지방의 양을 동일하게 맞춰보는 것입니다. 예를 들어 하루 총 섭취 탄수화물 100g, 단백질 100g, 지방 100g 정도로 비슷한 양을 섭취해주는 것입니다. 처음에는 그램(g)으로 기록하면 도움이 되지만, 어느 정도 시간이 지나면 감이 생기기 시작합니다. 또한 이 비율을 완벽하게 맞출 필요는 없고 매일 조금씩 달라질 수도 있으며 사람마다 각자 편한 비율이 있을 것입니다. 다만 중요한 것은 어느 한 영양소에 치우치지 않도록 다양하게 섭취를 하려는 노력입니다. 실제 우리 몸은 탄수화물, 단백질, 지방을 모두 다 필요로 하고 탄수화물과 지방을 에너지원으로 적극적으로 활용할 수 있는 능력이 있습니다. 긴 세월 동안 탄수화물에만 의존해왔지만 이제 달라진 우리 몸은 지방도 잘 활용할 수 있게 되었거든요. 그래서 골고루 잘 먹으라는 옛 어른들의 말씀이 정말 진리인 것을 다시금 느낍니다.

만약 4주 이후에도 조금 더 감량을 이어가고 싶다면 1:2:7 비율을 조금 더 늘려봐도 좋습니다. 해당 비율이 본인의 컨디션 유지에 좋다면 얼마든지 이어가도 좋아요. 다만 내 몸에 늘 귀 기울이는 습관을 지니세요. 사실 모두에게 해당하는 절대 비율은 없습니다. 우리는 모두 다 다르니까요. 주의해야 할 점은 탄수화물 섭취량을 줄임으로 인해 다양한 채소 또는 제철 과일 섭취가 부족해질 수 있는데, 탄수화물 함유량이 낮은 푸른 잎 채소를 최대한 많이 섭취해주고, 허용된 탄수화물 범위 안에서 다양한 뿌리채소와 제철 과일을 섭취하여 비타민과 무기질을 보충해주세요.

한 달이 조금 넘도록 '무엇을 먹는지'를 신경 써서 식단이 어느 정도 자리잡았다면 이제는 '어떻게 먹는지'를 신경 써야 할 때입니다. 여러분이 정성 들여 공부하고 꾸려온 식단을 온전히 즐기는 '마인드풀 이팅'을 실천해보세요. (자세한 내용은 Part 3 과식을 방지하는 마인드풀 이팅 방법 참고)

이제는 식단을 뛰어넘어 일상에도 변화를 줄 타이밍입니다. 물론 1주 차부터 이를 실천하면 금상첨화겠지만요. 하지만 오히려 지금이야말로 일상의 변화를 주기 가장 좋은 시간일 것입니다. 앞선

4주간의 플랜을 잘 실천하면 몸도 한결 가벼워지고 에너지 대사도 잘 되어 일상 속 변화가 자연스럽게 이루어질 거예요. 단식하면 시간이 여러모로 절약되기 때문에 이 시간을 활용해 한번 밖에 나가 걸어보세요. 아침에 단식한다면 절약된 시간만큼 출근길 한두 정거장을 걸어보면 어떨까요? 밖에서 햇볕을 쬐며 걸으면 세로토닌 분비가 잘 되어 밤에 멜라토닌 분비도 잘 됩니다. 즉, 수면의 질도 상당히 높아져서 다이어트에 더 도움이 되겠죠.

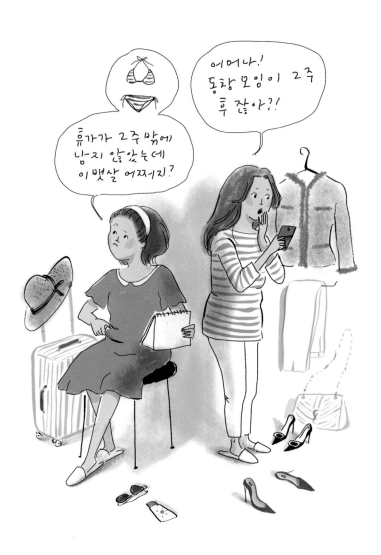

진짜 짧은 시간 내 살을 빼야 한다면!
긴급 다이어트 속성 플랜

앞선 '6주 풀코스 플랜'이 천천히 습관을 개선하여 인생을 바꾸는 프로그램이라면, 지금 알려드리는 속성 플랜은 빠르게 효과는 볼 수 있지만 자칫하면 요요가 올 수도 있는 방법입니다. 몸에 갑자기 무리를 주는 방식이기 때문에 그 또한 우리 몸에 스트레스로 작용하기 때문이죠. 뭐든 빠른 것은 그만큼 부작용이 있을 수 있고, 정말 좋은 것은 천천히 얻을 수 있어요. 그래서 평소 저는 속성 코스를 추천해 드리지는 않지만, 이 또한 살다 보면 필요할 때가 있어요. 왜냐하면, 여러분의 자존감은 인생에 정말 큰 몫을 차지하기 때문이죠.

당장 2주 뒤에 여름휴가를 앞두고 있을 수도 있고, 중요한 모임이나 소개팅이 있을 수도 있죠. 살다 보면 속성 코스가 필요할 때도 있습니다. 장기적인 건강도 중요하지만, 우리의 자존감에서 오는 행복도 정말 중요하거든요. 일생에 두고두고 남을 기억 속 한 장면에 내 모습을 화려하게 남기고 싶은 그 심정, 지도 너무 잘 알거든요.

이런 상황을 위해 시중에 있는 단기 속성 다이어트보다 더 건강한 방식의 부작용을 최소화할 수 있는 속성 다이어트 플랜을 소개합니다. '6주 풀코스 플랜'을 완료하고 혹시 더 타이트하게 단기적인 체중 감량을 원한다면 아래 속성 플랜을 한번 따라 해보세요. 2주간 매일 7가지 항목을 철저히 지키면, 놀라운 몸의 변화를 즉각적으로 얻을 수 있습니다.

1 | 정제 탄수화물 OUT! 탄수화물은 50g 이하로 섭취!

설탕, 밀가루, 쌀가루 등 가루로 빻았다가 다시 만들어진 음식 재료는 모두 피하세요. 과일도 2주간은 최대한 피해 주세요. 달콤한 음식의 욕구를 정 못 참겠다면, 장과류(딸기, 블루베리, 산딸기)를 하루 반 컵 정도로 정말 소량만 드세요. (주의! 저탄수화물 식단으로 인해 탈수 증상이 올 수 있으니 소금을 잘 챙겨 드세요)

2 | 과도한 단백질은 NO!

단백질도 너무 많이 섭취하면 탄수화물로 변할 수 있습니다. 하루 100g 이하의 단백질 섭취를 지켜주세요. (단, 음식 자체의 무게가 아니라 순수 단백질 무게를 의미합니다) 대신 좋은 지방 섭취를 적극적으로 늘려보세요. 이 기간에는 한 끼 식사를 버터 커피와 같은 순수 지방 음식으로만 먹는 것도 시도해보세요.

3 | 간헐적 단식을 하자!

아침, 혹은 저녁 단식 중 본인에게 가장 잘 맞는 방식으로 최소 16시간 단식을 해보세요. 첫 식사를 버터커피(커피에 버터와 코코넛 MCT오일을 섞어 만든 순수 지방 함량이 높은 음료)로 대신한다면 지방을 태우는 상태를 조금 더 오래 유지할 수 있어요.

4 | 고강도 인터벌트레이닝(HIIT)을 매일 30분씩!

고강도 인터벌트레이닝은 짧은 시간 운동을 하지만 종일 지방을 활활 태우는 몸으로 만들어 줄 수 있어요. 단 2주 만이라도 매일 시도해보세요. 가장 쉬운 방법으로는 20초간 전력으로 질주하고 10초는 천천히 걷고를 반복하는 것입니다. 유튜브에 '타바타', '고강도 인터벌트레이닝', 'HIIT'를 검색하면 층간 소음 없이 집에서 따라 할 수 있는 운동법이 다양하게 나오니 한번 따라 해보세요. 운동은 밤에 하면 수면을 방해해서 다이어트에 부정적인 영향을 미치니 낮에 하는 것을 추천합니다.

5 | 매일 1만 보 걷기!

틈날 때마다 걸어보세요. 아침 단식을 하면서 절약한 시간을 활용해 걸으면 더욱더 좋습니다. 공복 유산소 운동은 지방 분해에 효과적이며, 햇볕을 쬐며 걸으면 세로토닌 분비에 도움이 되어 과도한 식욕도 막을 수 있고 저녁에 잠을 잘 자는 데도 도움이 됩니다.

6 | 10시에는 잠자리에 들자!

10시에 잠들면 성장호르몬 분비가 잘 되어 다이어트에 큰 도움이 됩니다. 잠만 잘 자도 살이 빠집니다. 다이어트에 수면은 정말 중요한 요소라서 2주간 수면에 특별히 신경 써주세요. 매일 낮에 걷기를 실천하면 밤에 자연스럽게 잠도 잘 올 것입니다.

7 | 림프 순환 마사지

림프 순환만 잘 해줘도 즉각적인 신체 사이즈 감소 효과를 볼 수 있습니다. 꾸준히 해주면 당연히 좋고, 긴급한 2주 동안은 꼭 신경 써보세요. 러브에코 유튜브 채널에 림프 마사지 영상이 있으니 참고해 따라 해보세요. 실제 연예인들도 촬영 전에 림프 마사지만큼은 꼭 챙겨서 하고 있다고 해요. 저도 유튜브 촬영이나 강의 같은 중요한 날 아침에는 림프 마사지를 필수적으로 하고 있을 만큼 즉각적으로 큰 효과를 보고 있답니다.

몸 림프
마사지 영상

얼굴 림프
마사지 영상

끝맺으며

모두의 건강,
그리고 행복을 응원합니다

현대인들의 의식은 '빠름'이라는 단어에 사로잡혀 있습니다. '빠른 성과'를 이루어내지 않으면 도태된다는 생각에 사로잡혀 '빠른 성공'을 위해 인생의 다른 다양한 요소의 희생과 결핍은 당연히 치러야 하는 의식처럼 생각합니다. 부를 이루는 것도 마찬가지죠. 가령 '천천히 부자 되는 방법'이라는 책이 있다면 사람들이 펴보기나 할까요? 아마도 순식간에 사람들에게 잊혀질 것입니다. (그래서 저도 이 책의 제목을 이렇게 붙일 수밖에 없었던 점 이해해주세요. 최소한 여러분이 이 책을 펼쳐 봐주셔야 지금 이 글도 읽어주시지 않을까요?)

여러분의 의식을 사로잡는 다이어트 광고 문구는 어떤 것인가

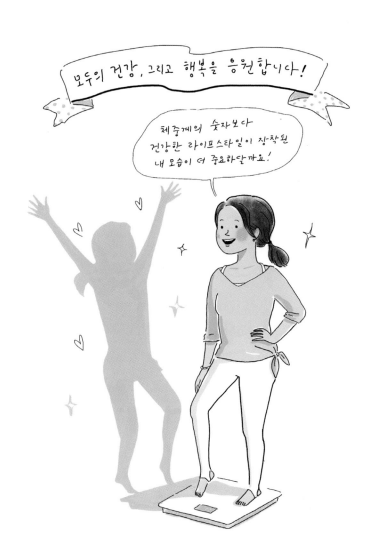

요? '단 2주 만에 6kg 감량!'과 같은 문구가 아닐까요? '천천히 건강하게 살을 빼는 방법'이라는 유튜브 영상이 있다면 클릭해서 보는 사람들이 몇이나 있을까요?

이렇게 우리 인생의 질주는 시작됩니다. 인생의 다른 많은 요소를 포기하고서라도 일단 원하는 목표 지점에 도달하겠다는 것이죠. 일단 목표 지점에 도달하고 난 뒤에 그동안 챙기지 못했던 것들을 챙기면 된다고 생각합니다. 하지만 아이러니하게도 그런 순간들은 쉽게 찾아오지 않습니다. 오히려 그렇게 희생해왔던 요소들이 우리가 그토록 원하던 목표에 도달하는 길목을 막고 날개를 꺾기 시작합니다.

건강도 마찬가지입니다. 인생의 다른 목표 지점에 의식을 집중한 채 건강은 뒷전으로 살아오다가 언젠가 원하는 목표 지점을 코앞에 두고 있을 때 건강이 무너져 오히려 발목을 잡기도 하죠. 다이어트 또한 마찬가지입니다. 일단 어떤 방법을 동원해서라도 살을 빼고 나면 그 이후에 건강을 조금 더 챙겨보겠다는 거죠. 하지만 그렇게 뒷전으로 두었던 건강 때문에 오히려 원하는 체중 감량에 도달할 수 없게 되는 경우도 허다합니다.

더 안타까운 것은 이렇게 날개가 꺾인 대다수는 남들보다 더 많이 공부하고 자신이 처한 상황을 개선하기 위해 그 누구보다 더 큰 공을 들인 '노력형 인간'이라는 것입니다. 사실 이 책은 제 자신을 뒤돌아보며 쓴 내용입니다. 목표하는 것을 빠르게 이루고자 하는 저의 급한 욕심과 질주 본능 때문에 목표를 정하면 항상 돌진했습니다. 그런데 그러면 그럴수록 가고자 하는 지점에 도달하는 것 같다가도 항상 80% 지점에서 끝맺음하지 못하고, 그동안 간과했던 것들이 발목을 잡기 시작했습니다.

건강과 다이어트의 영역에서도 마찬가지입니다. 이책 저책 다 읽이보고 문제가 무엇인지 찾아봤습니다. 건강에 좋다는 것은 뭐든 찾아보며 몇백 권이 넘는 건강 서적도 읽어봤습니다. 꼬리에 꼬리를 물고 독파하고 실천했습니다. 하지만 항상 80% 지점에서 더는 나아갈 수 없었습니다. 처음에 좋아지는 듯하더니 원하는 상태에 도달하지 못했습니다. 어떨 땐 오히려 원점이 된 듯한 느낌도 들었습니다. 더욱 저를 좌절하게 만드는 것은 오히려 주변의 건강에 관심이 없는 지인들이 저보다 더 좋은 컨디션으로 활기차게 살아가고, 큰 노력 없이 적정 체중을 유지하는 것이었습니다.

무엇이 문제였을까요? 결국, 답은 '균형'이었습니다. 우리 몸에는 우주 만물이 구현되어 있습니다. 그것은 바로 '항상성'으로 체내 균형을 유지하는 힘이죠. 이것이 깨지면 그야말로 우리가 원치 않는 질병이 찾아옵니다. 인생사가 다 그렇습니다. 균형이 깨지면 반드시 문제가 생깁니다. 하지만 이 '항상성'이라는 게 늘 고정의 상태는 아니고 왔다 갔다 움직이며 균형을 이루는 동적 평형 상태입니다. 즉, 체온이 늘 고정되어 있지 않고 오르기도 하는데 이때 몸에서 땀을 내어 체온을 다시 식혀서 정상으로 돌리는 것이죠. 하지만 체온을 내리는 데 필요한 양 이상으로 과하게 땀이 계속 배출되면 탈수 증상과 같은 다른 부작용이 분명 발생할 것입니다.

건강과 다이어트도 이 원리를 적용해서 생각해야만 합니다. 균형이 깨진 내 몸에는 알맞은 자극을 줘서 균형을 맞춰야 하는 것이지, 추가 완전히 반대로 움직여 또다시 균형을 깰 만큼 무조건 전력 질주해서는 안 됩니다. 이 책의 내용을 단번에 매일 하루도 빠짐없이 100% 완벽하게 지키고자 하고, 각종 건강 서적에서 다루는 내용을 철저하게 지키려고 무리한 노력을 단번에 쏟아 붓는다면, 오히려 그 목표 지점에 도달하기 어려울 것입니다.

뭐든 진짜 좋은 것은 천천히 옵니다. 여러분이 그토록 원하는 체중도 마찬가지죠. 체질이 변해버렸을 정도로 요요를 피해간 다이어터들은 급하게 살을 뺀 사람들이 아니라 천천히 정석대로 습관을 바꿔 간 사람들입니다.

여러분이 바라는 모습은 무엇인가요? 한 달 뒤 반짝 날씬하고 또다시 다이어트의 늪에 빠져있는 모습입니까? 아니면 1년 뒤에도, 10년 뒤에도 늘 활기차고 자존감 넘치는 모습입니까? 100세 시대라고 합니다. 다이어트에 온 에너지와 시간을 빼앗겨 버리기엔 인생이 너무 길고 우리가 해야 할 훨씬 더 가치 있는 일이 많습니다.

이제 인식을 바꾸고 천천히 습관을 개선해 인생의 방향을 바꿀 시간입니다. 그동안 다이어트에 빼앗긴 에너지를 다시 회복하고 잃어버린 자존감을 찾아 잊고 지냈던 여러분의 '진짜 꿈'을 마음껏 펼쳐보세요. 이 세상에 단 하나뿐인 존귀한 보석과도 같은 여러분 각자만의 능력으로 이 세상을 더욱더 이롭게 만드는데 에너지를 쏟아붓기를 희망합니다. 그것이 바로 제가 이 책을 쓴 진짜 이유이고 건강 유튜브를 운영하는 이유입니다. 모두의 건강, 그리고 행복을 응원합니다!

각주모음

---

1) https://www.ncbi.nlm.nih.gov/pubmed/7851681

2) 『비만코드』 제인슨 펑 저, p.278

3) https://www.ncbi.nlm.nih.gov/pubmed/15531672

4) http://weekly.khan.co.kr/khnm.html?mode=view&artid=201708281847081&code=115

5) https://www.ncbi.nlm.nih.gov/pubmed/16015276

6) 『백년 면역력을 키우는 짠맛의 힘』 김은숙, 장진기 저, p.100

7) https://www.ncbi.nlm.nih.gov/pubmed/21036373

8) https://www.sciencedirect.com/science/article/abs/pii/S0026049503001628

9) https://europepmc.org/article/med/1921253

10) https://www.ncbi.nlm.nih.gov/pubmed/14684395

11) https://www.ncbi.nlm.nih.gov/pubmed/25450058

12) https://www.ncbi.nlm.nih.gov/pubmed/15602591

13) https://www.ncbi.nlm.nih.gov/pubmed/20357041

14) 『이해하기 쉬운 인체 생리학』 이연숙, 구재옥, 임현숙, 강영희, 권종숙 저

15) https://www.ncbi.nlm.nih.gov/pubmed/24631411

16) https://www.ncbi.nlm.nih.gov/pmc/articles/PMC3151025/

17) https://www.ncbi.nlm.nih.gov/pubmed/19381015

18) https://www.ncbi.nlm.nih.gov/pubmed/19381015

19) https://www.ncbi.nlm.nih.gov/pubmed/21952692

20) https://www.ncbi.nlm.nih.gov/pubmed/10878689

21) https://www.ncbi.nlm.nih.gov/pubmed/25322305

22) https://www.ncbi.nlm.nih.gov/pmc/articles/PMC3404432/

23) https://www.ncbi.nlm.nih.gov/pubmed/16172216

24) https://www.ncbi.nlm.nih.gov/pubmed/26693746

25) https://www.acs.org/content/acs/en/pressroom/newsreleases/2015/march/new-low-calorie-rice-could-help-cut-rising-obesity-rates.html

26) https://freetheanimal.com/2014/10/reheating-digestive-resistance.html

27) MSD매뉴얼 (티아민): https://www.msdmanuals.com/ko-kr/%ED%99%88/%EC%98%81%EC%96%91-%EC%9E%A5%EC%95%A0/%EB%B9%84%ED%83%80%EB%AF%BC/%ED%8B%B0%EC%95%84%EB%AF%BC

28) MSD매뉴얼 (티아민): https://www.msdmanuals.com/ko-kr/%ED%99%88/%EC%98%81%EC%96%91-%EC%9E%A5%EC%95%A0/%EB%B9%84%ED%83%80%EB%AF%BC/%ED%8B%B0%EC%95%84%EB%AF%BC

29) 삼성서울병원 임상영양팀: http://www.samsunghospital.com/home/healthInfo/content/contenView.do?CONT_SRC_ID=32011&CONT_SRC=HOMEPAGE&CONT_ID=4680&CONT_CLS_CD=001021003002

30) https://www.ncbi.nlm.nih.gov/pubmed/20847729

31) https://www.ncbi.nlm.nih.gov/pubmed/16002798

32) https://www.ncbi.nlm.nih.gov/pmc/articles/PMC2846630/

33) 4Days Fasting Study: https://www.ncbi.nlm.nih.gov/pubmed/10837292

34) Queen's Medical Center Study on 48 hour fasting: https://www.ncbi.nlm.nih.gov/pubmed/2405717

35) 22 days of fasting | 22일 격일 단식: Heilbronn LK, Smith SR, Martin CK, Anton SD, Ravussin E. (2015). Alternate-day fasting in nonobese subjects: effects on body weight, body composition, and energy metabolism. - PubMed - NCBI. Retrieved from: https://www.ncbi.nlm.nih.gov/pubmed/15640462

36) Jason Fung, MD, Jimmy Moore, The Complete Guide to Fasting: Heal Your Body Through Intermittent, Alternate-Day, and Extended Fasting, Canada, Victory Belt Publishing, INC. 2016

37) https://www.ncbi.nlm.nih.gov/pmc/articles/PMC3491655/

38) https://www.ncbi.nlm.nih.gov/pmc/articles/PMC3106288/

39) https://www.ncbi.nlm.nih.gov/pmc/articles/PMC329619/?page=6

40) 22 days of fasting | 22일 격일 단식: Heilbronn LK, Smith SR, Martin CK, Anton SD, Ravussin E. (2015). Alternate-day fasting in nonobese subjects: effects on body weight, body composition, and energy metabolism. - PubMed - NCBI. Retrieved from: https://www.ncbi.nlm.nih.gov/pubmed/15640462

41) https://www.ncbi.nlm.nih.gov/pubmed/19875483

42) https://www.ncbi.nlm.nih.gov/pubmed/22020188

43) https://www.ncbi.nlm.nih.gov/pubmed/21130363/

44) https://www.ncbi.nlm.nih.gov/pubmed/22440077/

45) http://citeseerx.ist.psu.edu/viewdoc/download?doi=10.1.1.512.4868&rep=rep1&type=pdfFraser R et al. Cortisol effects on body mass, blood pressure, and cholesterol in the general population. Hypertension. 1999 Jun; 33(6):1364-8

46) https://www.ncbi.nlm.nih.gov/pubmed/11070333 Epel E et al. Stress may add bite to appetite in women: a laboratory study of stress-induced cortisol and eating behavior. Psychoneuroendocrinology. 2001 Jan;26(1):37-49.

47) https://www.ncbi.nlm.nih.gov/pubmed/16353426 Moyer AE et al. Stress-induced cortisol response and fat distribution in women. Obes Res. 1994 May;2(3):255-62.

48) https://www.ncbi.nlm.nih.gov/pmc/articles/PMC2895000/A. Janet Tomiyama, Ph.D. et al. Low Calorie Dieting Increases Cortisol. Psychosom Med. 2010 May; 72(4): 357–364.

49) https://www.ncbi.nlm.nih.gov/pubmed/1801007 Sudsuang R et al. Effect of Buddhist meditation on serum cortisol and total protein levels, blood pressure, pulse rate, lung volume and reaction time. Physiol Behav. 1991 Sep;50(3):543-8.

50) https://www.ncbi.nlm.nih.gov/pubmed/12909818

51) https://www.ncbi.nlm.nih.gov/pubmed/23390041

52) https://blog.priceplow.com/wp-content/uploads/2014/08/withania_review.pdf

53) https://thejcn.com/DOIx.php?id=10.3988/jcn.2012.8.2.146 Fun Yeon Joo et al. Adverse
     Effects of 24 Hours of Sleep Deprivation on Cognition and Stress Hormones. J Clin
     Neurol. 2012 Jun;8(2):146-150.

54) https://www.ncbi.nlm.nih.gov/pmc/articles/PMC2398753/ Francesco P. Cappuccio et
     al. Meta-Analysis of Short Sleep Duration and Obesity in Children and Adults. Sleep.
     2008 May 1; 31(5): 619–626.

55) https://www.ncbi.nlm.nih.gov/pmc/articles/PMC2864873/

56) https://www.tandfonline.com/doi/full/10.1080/23328940.2017.1288688?scroll=top&nee
     dAccess=true

57) https://jamanetwork.com/journals/jamainternalmedicine/fullarticle/2130724

58) https://www.ncbi.nlm.nih.gov/pubmed/18223156

     https://www.ncbi.nlm.nih.gov/pubmed/21088604

59) https://academic.oup.com/biomedgerontology/article/70/7/800/707593

Foreign Copyright:
Joonwon Lee
Address: 3F, 127, Yanghwa-ro, Mapo-gu, Seoul, Republic of Korea
   3rd Floor
Telephone: 82-2-3142-4151, 82-10-4624-6629
E-mail: jwlee@cyber.co.kr

당신이 살찌는 이유

평생 살 안찌는 몸의 루틴을 만들어 건강하게 사는 법

2021. 1. 15. 1판 1쇄 발행
2021. 11. 20. 1판 4쇄 발행

지은이 | 진소희(지식 콘텐츠 크리에이터, 러브에코)
펴낸이 | 최한숙
펴낸곳 | BM 성안북스
주소 | 04032 서울시 마포구 양화로 127 첨단빌딩 3층(출판기획 R&D 센터)
   10881 경기도 파주시 문발로 112 파주 출판 문화도시(제작 및 물류)
전화 | 02) 3142-0036
   031) 950-6300
팩스 | 031) 955-0510
등록 | 1978. 9. 18. 제406-1978-000001호
출판사 홈페이지 | www.cyber.co.kr
이메일 문의 | heeheeda@naver.com
ISBN | 978-89-7067-397-4 (13510)
정가 | 18,000원

이 책을 만든 사람들
본부장 | 전희경
교정 | 김하영
일러스트 | 오영은 작가
본문 · 표지 디자인 | 디박스
홍보 | 김계향, 이보람, 유미나, 서세원
국제부 | 이선민, 조혜란, 권수경
마케팅 | 구본철, 차정욱, 나진호, 이동후, 강호묵
마케팅 지원 | 장상범, 박지연
제작 | 김유석

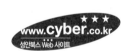

■ 도서 A/S 안내

성안당에서 발행하는 모든 도서는 저자와 출판사, 그리고 독자가 함께 만들어 나갑니다.
좋은 책을 펴내기 위해 많은 노력을 기울이고 있습니다. 혹시라도 내용상의 오류나 오탈자 등이 발견되면 **"좋은 책은 나라의 보배"**로서 우리 모두가 함께 만들어 간다는 마음으로 연락주시기 바랍니다. 수정 보완하여 더 나은 책이 되도록 최선을 다하겠습니다.
성안당은 늘 독자 여러분들의 소중한 의견을 기다리고 있습니다. 좋은 의견을 보내주시는 분께는 성안당 쇼핑몰의 포인트(3,000포인트)를 적립해 드립니다.
잘못 만들어진 책이나 부록 등이 파손된 경우에는 교환해 드립니다.

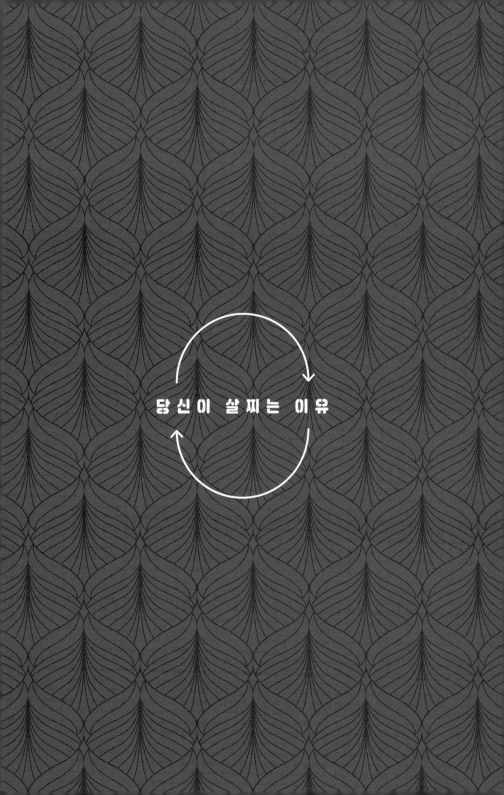

당신이 살찌는 이유

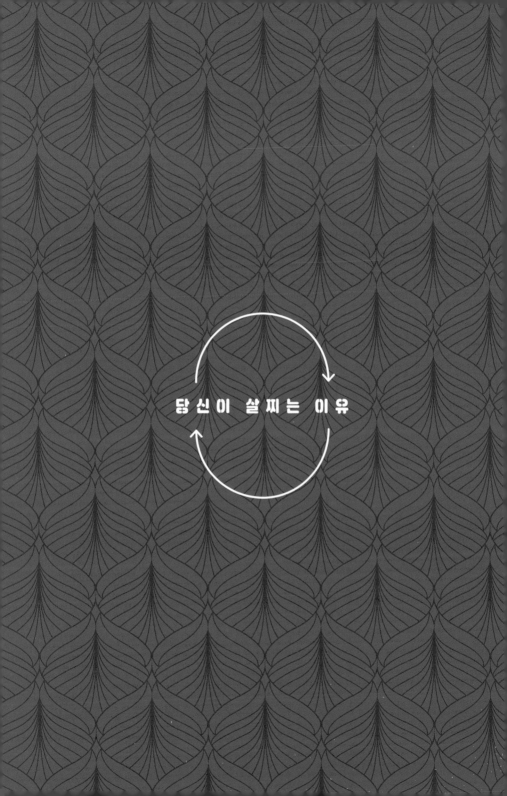

당신이 살찌는 이유

러브에코's
탄단지 밸런스의 기적

challenge
Diary

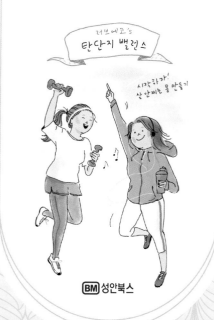

BM 성안북스

나 _____ 의
건강한 몸과 마음과 영혼을 위한

Diary

**탄탄하고
단순하며
지속 가능한 방법으로
내 몸의 균형(Balance)을
되찾고**

살 찌지 않는 몸으로 바뀌는
러브에코's 탄단지밸런스의 기적

Challenge Diary

It's never too late to change old habits.

-Florence Griffith Joyner

오래된 습관을 바꾸는 것은 절대 늦지 않았어요.

-플로렌스 그리피스 조이너

●

It's not about perfect. It's about effort.
And when you bring that effort every single day,
That's where TRANSFORMATION happens.

-Jillian Michaels

그것은 완벽함에 관한 것이 아닙니다. 그것은 노력에 관한 것입니다. 그리고 매일 매
일 그런 노력을 한다면 거기에서 변화가 일어나는 것입니다.

-질리안 마이클

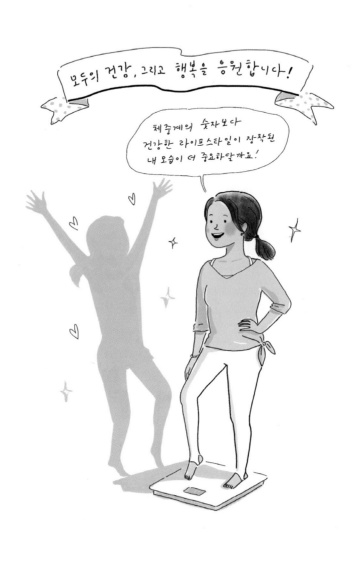

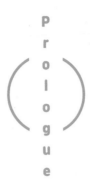

당신은 이 세상에 단 하나뿐인 존귀한 존재입니다.

반복된 다이어트와 점점 불어나는 체중으로

한없이 움츠려 깊은 곳으로 숨어버린 당신에게 제 손을 내밉니다.

저도 그곳에 아주 오랜 시간 동안 숨어있었거든요.

불어난 체중과 건강 악화로 움츠린 여러분.

저와 함께 여러분의 묵은 습관을 하나씩 바꿔가며

내면과 외면을 모두 변화시켜 봅시다.

그리고 세상으로 나와 여러분의 꿈을 이루시고

이로운 영향력을 널리 펼치시길 기원합니다.

모두의 건강, 그리고 행복을 러브에코가 응원합니다!

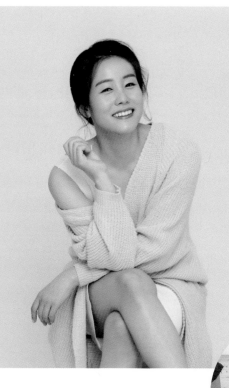

Before(2017년)

7

내 몸의 깨진 균형을 바로 잡고
인생이 바뀌는 6주의 기적

첫 번째 시간
2weeks
Reboot

두 번째 시간
2weeks
Boost

깨진 균형을 되찾는 기간

부족한 영양을 채우는 기간

무엇을 해야 하나요?

탄수화물에 치우친 내 몸의 균형을 바로 잡자!

- ☐ 하루 순탄수화물 섭취량 줄이기
- ☐ 지방에 대한 두려움을 버리고 골고루 먹기

무엇을 해야 하나요?

건강한 식단으로 내 몸에 영양을 채우자!

- ☐ 가공식품 멀리하기
- ☐ 단백질 단식으로 몸속 낡은 단백질 재활용 하기
- ☐ 간헐적 단식으로 공복의 힘 느끼기

예상되는 내 몸의 변화는?

- ☐ 독소 배출 및 염증 해결
- ☐ 호르몬과 대사가 균형을 되찾기 시작
- ☐ 체지방 감소, 활력 개선
- ☐ 수분 배출로 부종 완화

예상되는 내 몸의 변화는?

- ☐ 회복된 몸에 영양 보충
- ☐ 세포 청소와 리모델링으로 세포가 건강하 게 변화되는 시기
- ☐ 체지방 감소, 염증 완화, 장 기능 개선, 활 력 개선, 면역력 개선

세 번째 시간
2weeks+
Continue

진정한 회복을 위해 유지하는 기간

무엇을 해야 하나요?

평생 습관으로 자리 잡도록 계속 이어가자!

- ☐ 최소 2주 동안은 Boost 기간의 라이프스타일 유지하기
- ☐ 점차 탄수화물 허용량 늘려보기
- ☐ 잠시 흐트러졌다면 2주 Boost로 다시 돌아가기

....

예상되는 내 몸의 변화는?

- ☐ 세포가 건강하게 변화되도록 유지해야 하는 중요한 시기
- ☐ 대사 기능 활성화로 몸의 긍정적 변화를 체감
- ☐ 건강이 좋아졌다고 중단 혹은 방심은 금물!

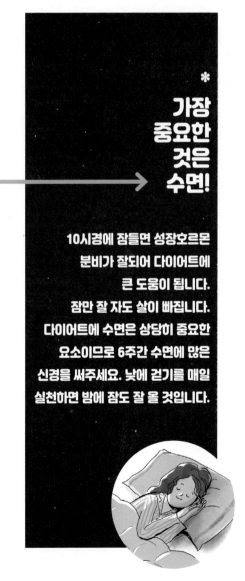

*
가장
중요한
것은
수면!

10시경에 잠들면 성장호르몬 분비가 잘되어 다이어트에 큰 도움이 됩니다. 잠만 잘 자도 살이 빠집니다. 다이어트에 수면은 상당히 중요한 요소이므로 6주간 수면에 많은 신경을 써주세요. 낮에 걷기를 매일 실천하면 밤에 잠도 잘 올 것입니다.

이런 분들은 의사와 상의하세요

□ 담낭 질환

□ 췌장염의 병력

□ 신장병

□ 간 기능 장애

□ 체중 감소를 위한 이전 위 우회 수술

□ 제1형 당뇨병 또는 손상된 인슐린 생산

□ 알코올 중독이나 과도한 음주 습관

□ 임산부, 수유부

2weeks Reboot

1, 2주차 : 깨진 균형을 되찾는 기간

탄수화물에 지나치게 치우친 내 몸의 균형을 되찾자!

1주차 PLAN

**내 몸에 끊임없이 분비되는
인슐린을 멈추자!**

그동안 먹어온 음식 속에 탄수화물이 얼
마나 큰 비중을 차지했는지를 알아가며,
자연스럽게 음식 속 탄수화물을 인지하는
능력을 키워 봅시다.

□ 인슐린, 인슐린 저항성에 대해 알기

□ 음식 속 탄수화물을 찾고 기록하는
　연습

□ 하루 순탄수화물 100g 미만 섭취

□ 식단에서 정제 탄수화물 제거

2주차 PLAN

**탄수화물, 단백질, 지방 비율을 맞춘
타이트한 식단 관리 기간(1:2:7)**

탄수화물에만 의존하던 몸을 지방을 태우
는 몸으로 바꾸고, 지방과 소금에 대한 묵
은 오해를 풀어 봅시다.

□ 하루 순탄수화물 섭취량(총 탄수화물
　- 식이섬유) 50g 이하로 줄이기

□ 다양한 지방 섭취하기

□ 소금의 중요성 알기 및 간간하게 음식
　섭취하기

1week
Plan

인슐린, 인슐린 저항성이란?

건강한 체중 감량을 위해서는 더는 칼로리에 집착하면 안 됩니다!
지방저장 호르몬인 '인슐린' 분비를 촉진하는 탄수화물을 줄이면 더욱 건강하고
효과적인 체중 감량이 가능합니다.

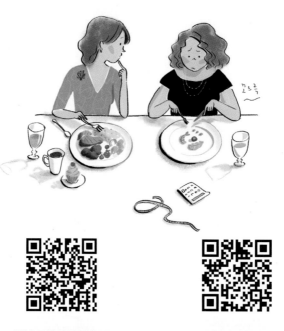

*필수시청 영상 '인슐린'
https://youtu.be/XawGgm8Ghro

*필수시청 영상 '인슐린 저항성'
https://youtu.be/XawGgm8Ghro

음식 속 탄수화물 찾아내기
하루 순탄수화물 100g 미만 섭취

영양정보	총 내용량 75g 243kcal
총 내용량당	1일 영양성분 기준치에 대한 비율
나트륨 178mg	9%
탄수화물 47g	14%
당류 8g	8%
식이섬유 10g	38%
지방 1.0g	2%
트랜스지방 0g	
포화지방 0.7g	5%
콜레스테롤 42mg	14%
단백질 7g	12%
1일 영양성분 기준치에 대한 비율(%)는 2,000kcal 기준이므로 개인의 필요 열량에 따라 다를 수 있습니다.	

순탄수화물은 내 몸에 진짜 흡수되는 탄수화물로, 식이섬유도 탄수화물의 일종이지만 우리 몸에 흡수되지 않기 때문에 실제 섭취한 탄수화물을 순탄수화물로 봐야 합니다.

총 탄수화물 — 식이섬유 — 순탄수화물
47g — 10g — 37g (당류 포함)

*당류는 체내에서 가장 빠르게 흡수되는 단당류와 이당류로 혈당을 빠르게 상승시키기 때문에 되도록 당류가 함유되지 않거나, 함유량이 낮은 식품을 섭취해야 합니다.(당류 4g 이상은 피하기)

*필수시청 영상 '탄수화물 뽀개기'
https://youtu.be/gBI9Tfw59pA

*흰 쌀밥 한 공기의 탄수화물 65g!

탄수화물 음식 알아보기

○ 밀가루 : 빵, 라면, 짜장면, 냉면, 국수 및 면 종류

○ 쌀 : 현미 포함 및 각종 곡물, 잡곡류, 각종 떡

○ 튀김류 : 각종 튀김(튀김옷), 돈가스

○ 채소 : 뿌리채소는 탄수화물 함량이 높습니다.

○ 과일 : 과다한 과당 섭취는 중성지방으로 쌓입니다.

○ 유제품 : 유당이 함유된 우유, 당분이 첨가된 요거트, 우유가 들어간 커피

○ 양념 : 고추장, 초고추장, 샐러드 드레싱, 일부 간장

○ 음료수 : 과일주스, 탄산음료(콜라, 사이다 등), 믹스커피 및 캔커피, 에너지 드링크

피해야 할 정제 탄수화물 1

V 정제 탄수화물

가루로 된 탄수화물(설탕, 밀가루, 쌀가루), 액상 과당, 꿀, 포도당,
인공 감미료, 알코올을 멀리하세요.

No!!!

피해야 할 정제 탄수화물 2

∨ 가장 많이 하는 실수

탄수화물이 아니라고 착각하기 쉬운 음식들을 주의하세요.
당분이 높은 과일과 정제된 음료, 당류가 많이 포함되어 있습니다.

포도, 바나나, 카페라테, 캐슈너트, 비타민워터, 과일주스 섭취 ✘

*과일(포도, 바나나)은 빠르게 혈당을 올리는 탄수화물이에요.
다이어트 기간에는 멀리해야 하며, 베리류만 허용됩니다.
*우유도 다이어트 기간에는 멀리해주세요!

No!!!

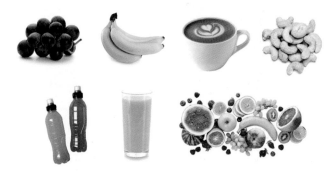

탄수화물이 적은 채소

전분(탄수화물)이 가장 적은 채소를 선택

→ 푸른 잎채소를 많이 섭취하자!

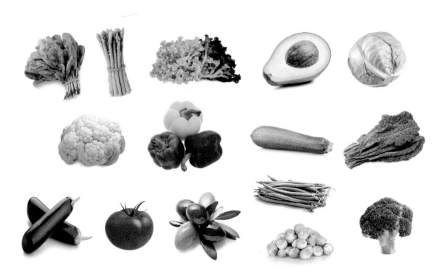

**시금치, 아스파라거스, 상추, 아보카도, 양배추, 콜리플라워, 파프리카(그린, 레드, 옐로우),
주키니, 케일, 가지, 토마토, 올리브, 오이, 그린빈, 브로콜리, 방울양배추**

탄수화물 함유량이 높은 뿌리채소

→ 첫 4주 동안은 소량만 섭취하도록 주의하세요!

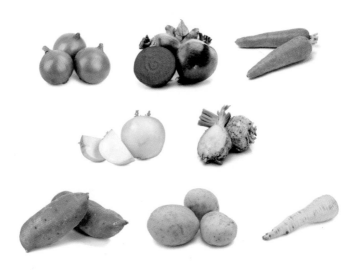

순무, 큰 뿌리 셀러리(celeriac), 비트, 당근, 양파, 파스닙, 감자, 고구마

가장 현명한 채소 선택 TOP 10

영양분을 많이 함유하고 있지만 탄수화물 함유량은 매우 낮은 채소

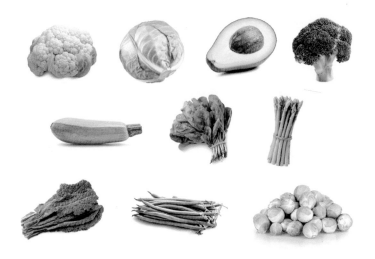

콜리플라워, 양배추, 아보카도, 브로콜리, 애호박, 시금치, 아스파라거스, 케일,
그린빈, 방울양배추

견과류 선택

전분(탄수화물)이 가장 적은 견과류를 선택

*아몬드와 같은 견과류는 오메가-6 함유량이 많으니 너무 많이 섭취하지는 마세요!

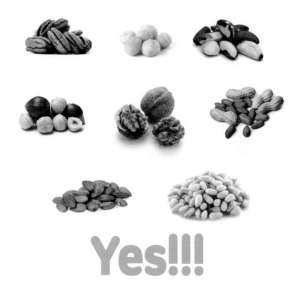

Yes!!!

피칸, 브라질너트, 마카다미아, 헤이즐넛, 호두, 땅콩, 아몬드, 잣

가장 현명한 과일 선택

다이어트 기간에는 소량의 베리류 이외에는 피하기

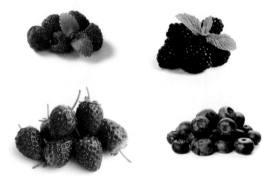

Yes!!!

라즈베리, 블랙베리, 딸기, 블루베리

외식 요령

∨ 가급적이면 피하자!

대부분의 외식 메뉴는 집밥보다 당 함유량이 많습니다. 자극적인 맛을 내기 위해 음식에 다량의 설탕을 사용합니다. 그러므로 밖에서 먹는 음식은 반찬 하나도 조심해야 합니다.

∨ 반찬을 조심하자!

장아찌, 김치(특히 물김치, 백김치), 각종 무침과 샐러드에도 설탕이 많이 들어있습니다. 멸치 볶음, 진미채, 무말랭이, 장조림, 콩자반, 김자반에도 설탕을 많이 넣고, 식당에서 사용하는 쌈 장이나 고추장에도 다량의 당분이 함유되어 있습니다.

∨ 양념육은 무조건 NO!

단백질과 탄수화물이 만나면 인슐린이 폭발적으로 분비됩니다. 양념육이 대표적인 예입니다. 고기류 식사를 할 때는 양념 된(불고기, 돼지갈비, 제육볶음 등) 고기류를 피하세요. 불에 굽는 고기보다는 수육 혹은 찜 요리가 가장 좋습니다.

*당 함유량이 높은 의외의 음식

중국 음식(전분 사용), 순대, 도토리묵이나 청포묵, 각종 어묵(밀가루 포함), 연근이나 우엉 조림, 잡채, 장아찌, 다시마 부각, 쌈장, 초고추장, 돈가스 및 각종 튀김류(튀김 옷)

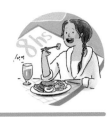

이것만은 꼭 기억하세요!

∨ **수분**　　　**하루 2ℓ 이상의 물 섭취**

∨ **염분**　　　**충분한 염분 섭취(저염식 NO!)**

　　　　　　인슐린 분비가 줄면, 소변으로 나트륨이 배출됩니다.
　　　　　　(두통, 무기력증, 구토 등의 탈수 증상 가능성)

　　　　　　정제 소금, 맛소금 NO! 천일염, 토판염, 죽염, 히말라야 핑크 솔트 OK!

∨ **미네랄**　　**미네랄 보조제(마그네슘)가 필요할 때 활용**

*필수시청 영상
'저탄수화물 탈수증'
https://youtu.be/
S2Afkr14Xg8

*필수시청 영상
'저염식 다이어트'
https://youtu.
be/87ChXMpBPIA

*필수시청 영상
'만성탈수'
https://youtu.be/
VnbxbFnWEX4

*필수시청 영상
'수분 섭취'
https://youtu.be/
CKnvX7mEm6l

탄단지 비율?

순탄수화물 양 : 순탄수화물은 하루에 50g 미만을 섭취합니다.

탄수화물, 단백질, 지방의 하루 섭취 비율을 1:2:7 ~ 2:3:5로 맞춰봅시다.
*푸른 잎채소(식이섬유)는 마음껏 먹어도 상관없어요!

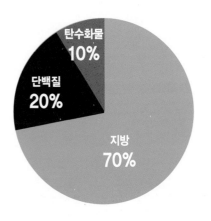

영양소 1g당 칼로리

탄수화물 1g = 4kcal

단백질 1g = 4kcal

∨지방 1g = 9kcal

*지방은 1g당 칼로리가 높아요!

하루 2,000 kcal 섭취 기준

탄수화물 200kcal / 4kcal = 50g

단백질 400kcal / 4kcal = 100g

지방 1,400kcal / 9kcal = 156g

2주차
식단 가이드

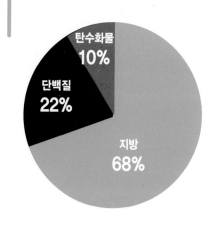

탄수화물 10%
단백질 22%
지방 68%

하루 총섭취량 (1,916 kcal)

탄 46g, 단 109g, 지 144g

탄 46g × 4kcal = 184kcal

단 109g × 4kcal = 436kcal

지 144g × 9kcal = 1,296kcal

아침

달걀 후라이, 견과류

총 탄단지 ················

탄 4.49g, 단 18.13g, 지 32.67g

· 달걀 후라이 2개 (탄 0.84g, 단 12.48g, 지 13.52g)
· 호두 5알 (탄 1.25g, 단 3.05g, 지 13.05g)
· 아몬드 10알 (탄 2.4g, 단 2.6g, 지 6.1g)

점심

콩나물 돼지고기 들기름밥

*간장 칼로리 생략
*되도록 당분 없는 간장 선택

총 탄단지 ················

탄 35.04g, 단 48.12g, 지 42.3g

· 콩나물 2컵 (탄 2.86g, 단 4.02g, 지 0.54g)
· 돼지고기 앞다릿살 200g (탄 0g, 단 41.24g, 지 11.26g)
· 들기름 2큰술(30g) (탄 0g, 단 0g, 지 30g)
· 흰쌀밥 1/2 공기 (탄 32.18g, 단 2.86g, 지 0.5g)

저녁

낫토, 고등어구이, 양상추 샐러드(올리브유/식초 드레싱)

총 탄단지 ················

탄 5.98g, 단 43.07g, 지 69.15g

· 낫토 1개 (탄 4g, 단 7g, 지 1g)
· 고등어구이 1인분(200g) (탄 0.7g, 단 35.18g, 지 25.19g)
· 양상추(100g) (탄 1.28g, 단 0.89g, 지 0.11g)
· 올리브유 3큰술(45g) (탄 0g, 단 0g, 지 42.85g)

지방을 먹으면 살찌지 않나요?

∨먹는 지방은 곧바로 체지방이 된다? NO!

우리가 섭취하는 지방 전부가 모두 체지방으로 저장되는 것은 아닙니다. 지방을 과하게 섭취하면 대변으로 배설하게 되며, 탄수화물 섭취를 줄이면 지방은 적극적인 에너지원으로 활용됩니다.

∨지방은 생각보다 많이 먹기 힘들다!

버터나 올리브유 같은 기름은 한 숟가락만 먹어도 느끼해서 계속 먹기가 힘들 것입니다. 또한 지방은 포만감을 유지해 과식과 폭식을 예방합니다. 건강에 좋은 식이 지방은 렙틴(식욕 통제 호르몬)을 재부팅 하는 열쇠 중 하나입니다. 반면에 빵, 떡, 면, 단 음료수와 같은 정제 탄수화물은 먹어도 먹어도 또 먹게 됩니다. 이렇게 많이 섭취한 탄수화물이 체지방으로 저장됩니다.

∨지방을 섭취하면 체지방이 줄어든다? YES!

지방 섭취는 담즙 생성을 도와 지용성 독소를 장으로 배출하는 역할도 합니다. 또한 테스토스테론과 에스트로겐과 같은 호르몬의 균형이 유지되어 체지방이 줄어드는 효과도 있습니다.

좋은 지방

아보카도	아마씨
기(버터)	헴프씨
목초 버터	들깨
아몬드 버터	아보카도 오일
카카오	코코넛 오일
목초 먹인 달걀 (노른자)	엑스트라버진 올리브 오일
천연치즈	치아씨 오일
코코넛 밀크	아마씨 오일
견과류	마카다미아 오일
올리브	들기름
치아씨	

나쁜 지방

마가린	대두유(콩기름)
경화유	면실유
카놀라유	
옥수수유	

지방별 조리 방법

비가열 조리 시	가열 조리 시
엑스트라버진 올리브유	코코넛유
참기름	목초 버터 (너무 고온 X)
들기름	기(버터)
호두·피칸·마카다미아 오일	라드유(돼지 기름)
아마씨 오일	수지(소 기름)
아보카도 오일	오리 기름
견과류, 씨앗유	목초 먹인 달걀 (노른자)
	육류 지방
	해산물 지방

*필수시청 영상 '요리할 때 기름 선택'
https://youtu.be/zoRcokzV_bU

2주차
식단 가이드

단백질 섭취 기준

∨ 어떤 단백질을 먹어야 할까?

육류를 선택할 때는 되도록 목초 사육, 유기농 사료(Non-GMO), 동물 복지,
무항생제 여부를 확인하고 구매하는 것을 권합니다.

양질의 단백질

야생포획 어류 / 목초 사육 소고기 / 목초 먹인 달걀
사골 (곰탕) / 무항생제 · 유기농 닭고기 / 칠면조 / 양고기 / 자연 치즈
무항생제 · 유기농 삼겹살 / 오리고기

∨ 과도한 단백질은 NO!

단백질도 너무 많이 섭취하면 탄수화물로 변환되어 잉여 에너지로 몸에 축적될 수 있습니다.
하루 100g 이하의 단백질 섭취를 지켜주세요. 단, 음식 자체의 무게가 아니라 순수 단백질 무
게를 의미합니다.(실제 음식 무게 약 400~500g) 대신 좋은 지방 섭취를 적극적으로 늘려보
세요. 이 기간에는 한 끼 식사를 버터 커피와 같은 순수 지방 음식으로만 먹어보세요.

식단 예

아침

아보카도

달걀 후라이 ·
스크램블

시금치(채소)
오믈렛

올리브

치즈

방탄 커피(버터
커피)

미역국

사골국

낫토

템페

점심

돼지국밥

소고기뭇국

소고기미역국

꼬리곰탕

갈비탕

닭고기 샐러드

삼계탕(찰밥 제
외)

내장탕

선짓국

뼈해장국(깍두
기 섭취 조심)

청국장

된장국

콩나물국

순댓국(순대 제
외하고 내장만
섭취)

도가니탕

추어탕

생선구이

스테이크

삼겹살 구이

수육

저녁

아보카도

닭고기 샐러드

소고기 샐러드

리코타치즈
샐러드

연어 샐러드

시금치 치즈
오믈렛

새우 감바스

각종 해산물
요리

견과류

아스파라거스
베이컨 말이

오리구이
샐러드

단호박 에그슬
럿

2weeks Boost

3, 4주 차 : 부족한 영양을 채우는 기간

건강한 식단으로 내 몸에 영양을 채우자!

3주차 PLAN

**건강한 식단으로
내 몸에 영양을 공급하는 기간**

가공식품을 멀리하고 좋은 자연 식자재로
직접 요리해서 먹는 즐거움을 느껴봅시다.
탄수화물, 단백질, 지방 비율의 균형도 중
요하지만, 더욱 중요한 것은 식자재로부터
얻을 수 있는 비타민, 미네랄과 같은 영양
소입니다. 비만은 실제로는 영양실조 상태
입니다. 내 몸이 원하는 좋은 영양소를 섭
취하여 건강한 몸을 회복해 봅시다.

□ 좋은 재료로 건강한 레시피 직접 요리
　해보기

□ 가공식품 줄여보기

4주차 PLAN

**공복의 힘을 느껴보고
세포 청소의 시간을 가져보는 기간**

간헐적 단식을 통해 진짜 배고픔을 느껴보
고 평소 느끼던 가짜 배고픔과 구분해봅시
다. 단식을 통해 내 몸 전체의 세포 청소와
리모델링이 되는 자가포식 작용을 활성화
해보고, 체중 감량 및 장기능 개선에 속도
를 붙여봅시다.

□ 단백질 단식으로 몸속 낡은 단백질 재
　활용하기

□ 간헐적 단식 시도해보기(16시간 이상)

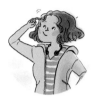

탄단지 비율?

2주 차와 동일하게 하루 탄수화물, 단백질, 지방 비율을 1:2:5~2:3:5로 맞춰봅시다.

*순탄수화물 하루 50g 미만 : 정제 탄수화물 X, 우유 X, 뿌리채소 O, 과일 소량 O

건강한 식단으로 영양 보충

∨가공식품을 멀리하자!

첫 2주는 탄단지 비율 제한에 신경을 쓰기 바빴다면 이제부터는 어떤 종류의 탄단지를 섭취해야 하는지에 더욱 적극적으로 신경을 쓸 시간입니다. 시중의 다이어트 식사 대용식, 냉동 도시락, 외식 등으로 탄단지 비율을 맞추는 것이 아니라 좋은 자연 식재료로 건강한 요리를 해보는 습관을 길러야 합니다. 되도록 유기농 식재료를 구입하고, 고기의 경우 무항생제는 기본이며 목초 사육, 유정란을 선택하세요. 식이섬유가 풍부한 채소 섭취는 장내 독소 배출을 돕고 포만감을 유지해줍니다. 푸른 잎채소는 마음껏 섭취해주세요. 뿌리채소는 탄수화물의 함유량이 비교적 높지만 풍부한 영양소를 함유하고 있습니다. 정해진 탄수화물 범위 내에서 당근, 비트, 감자, 호박, 단호박, 양파, 무 등의 뿌리 채소도 섭취해 보세요.

O	X
다양한 채소, 육류, 달걀, 좋은 지방	냉동 도시락, 단백질 바, 단백질 셰이크, 식사 대용식

공복의 힘

∨ 간헐적 단식으로 공복의 힘을 느껴보자!

지금쯤 아마도 자연스럽게 간헐적 단식을 실천하고 있을 것입니다. 저탄수화물 식단을 하고 지방이 잘 연소되면 실제로 배고픔을 잘 느끼지 않고 종일 에너지 레벨이 높게 유지되거든요. 그래서 저탄수화물 식단을 하다가 자연스럽게 간헐적 단식을 실천하게 되는 경우가 많습니다. 만약 여러분이 아직 세 끼를 나눠 먹는다면 이제 간헐적 단식을 한번 시도해보세요. 단식의 방법은 여러 가지가 있지만 우선 16시간 단식 후 8시간 동안만 식사를 하는 16:8 방법으로 시작해보는 것을 추천합니다. 하지만 이 부분은 각자 본인에게 맞는 방법으로 자유롭게 시작하면 됩니다.(5:2, 18:6, 20:4, 격일 단식 등)

아침형 단식	점심형 단식	저녁형 단식
아침 : X	아침 : O	아침 : O
점심 : O	점심 : X	점심 : O
저녁 : O	저녁 : O	저녁 : X

∨ 단백질 단식으로 몸속 낡은 단백질을 재활용하자!

저탄수화물 식단을 하다 보면 자연스럽게 단백질 섭취가 많아집니다. 오랫동안 지방과 멀리해왔기 때문에 고지방 식품보다는 고단백 식품이 더욱 친숙하기도 하며, 지방 섭취를 위해 육류를 자주 섭취했기 때문이죠. 그리고 탄수화물 섭취를 제한하면서 찾아오는 허기를 고기로 달래는 경향도 있지요. 하지만 우리 몸은 일시적으로 단백질 섭취를 하지 않더라도 몸 속에 있는 단백질을 재활용할 수 있는 기능이 있으며, 낡은 단백질을 재활용하는 작용을 통해 세포가 청소되는 효과도 누릴 수 있어요.

하루쯤은 단백질 섭취량을 하루 섭취량의 10% 정도로 제한하는 단백질 단식을 통해 세포 청소의 시간을 가져보세요. 세포가 청소되면 대사도 더 잘 되고 피부도 좋아진답니다. 그리고 이 기간이야말로 그동안 참아왔던 탄수화물을 조금 더 섭취할 수 있는 절호의 기회랍니다! 되도록 이날은 하루 권장 칼로리를 다 섭취하지 말고, 탄:단:지 비율은 4:1:5 정도로 맞춰보면 좋습니다. 가능하다면 하루 총 800kcal 정도만 섭취하면 더욱 효과적입니다. 800kcal를 섭취한다고 봤을 때 탄수화물 80g, 단백질 20g, 지방 44g 정도로 볼 수 있어요. 평소보다 비교적 많은 탄수화물을 섭취할 수 있는 날입니다. 그런데 주의할 점은 설탕과 밀가루와 같은 정제 탄수화물을 섭취하면 안 되며, 단호박, 비트, 감자, 고구마 등의 뿌리 채소와 딸기, 블루베리, 토마토, 키위 등 비교적 당류 함유량이 낮은 과일과 같은 좋은 탄수화물을 섭취해주세요.

2weeks +Continue

5, 6주 차 : 진정한 회복을 위해 유지하는 기간

평생 습관으로 자리 잡도록 계속 이어가자!

약 3주간 강력한 탄수화물 제한을 통해 이제 우리 몸은 지방을 에너지원으로 적극 활용하는데 익숙해졌을 것입니다. 만약 본인이 원한다면 기존의 비율인 1:2:7로 하루 순탄수화물을 50g으로 유지해도 좋습니다. 하지만 한국인 식단 특성상 탄수화물을 극히 제한하면 식단을 유지하기 어려운 단점이 있습니다. 따라서 오랫동안 라이프스타일로 유지하기 위해서는 하루 100g 미만 정도로 탄수화물을 늘려도 괜찮습니다. (하루 약 흰쌀밥 1공기 반에 해당하는 양)

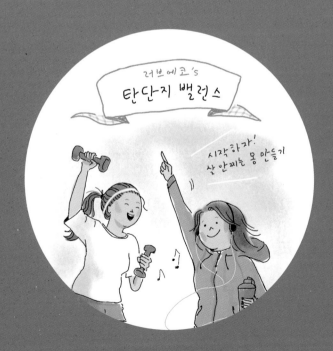

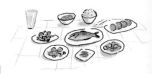

∨한쪽으로 기운 식단을 경계하자!

4주간의 프로그램을 하고 나면 어떤 음식이 탄수화물, 단백질, 지방인지 눈으로만 봐도 알 수 있습니다. 이제는 한 영양소보다는 다양한 영양소를 섭취하는 것에 중점을 두고 균형을 유지합니다. 가장 단순한 실천 방법은 그램(g) 수를 기준으로 탄수화물, 단백질, 지방의 양을 동일하게 맞춰보는 것입니다. 예를 들어 하루 총 섭취량을 탄수화물 100g, 단백질 100g, 지방 100g 정도로 비슷하게 섭취해주는 것입니다. 처음에는 이전처럼 그램(g) 수를 기록하면 도움이 되지만, 어느 정도 시간이 지나면 감이 생기기 시작합니다. 만약 4주 이후에도 조금 더 감량을 이어가고 싶다면 1:2:7 비율을 조금 더 늘려봐도 좋습니다. 본인의 컨디션이 해당 비율에 적응되면 얼마든지 이어가도 좋아요. 다만 내 몸에 늘 귀 기울이는 습관을 가지세요. 모두에게 해당되는 절대 비율은 없으니까요.

∨내 몸에 맞는 탄단지 비율 찾기!

개인마다 본인에게 맞는 식단과 생활 습관이 있습니다. 따라서 천편일률적인 방법으로 나를 한가지 틀에 맞추지 마세요. 처음에는 방법을 모르기 때문에 식단 프로그램 가이드에 맞춰서 시도해보는 것이 도움 되지만, 이후에는 내 몸에 귀를 기울이고 나에게 맞는 비율과 방법을 찾는 것이 필요합니다.

∨다양한 제철 채소와 과일을 섭취하자!

그동안 탄수화물 섭취량 때문에 잘 먹지 못했던 뿌리채소와 제철 과일도 다양하게 섭취하기 시작해야 합니다. 궁극적인 건강과 원활한 지방 대사를 위해서는 다양한 영양소가 필요한데, 채소와 과일에는 비타민, 무기질, 효소 등이 함유되어 있으며 식이섬유 또한 우리의 장 건강을 위해 꼭 필요합니다. 정제 탄수화물이 아닌 제철 채소와 과일로 탄수화물 섭취를 늘려보세요.

∨ 정제 탄수화물은 여전히 NO!

정제 탄수화물을 식단에서 배제하는 것은 평생의 습관으로 가져가야 합니다. 체중 감량과 건강 회복이 이루어져도 정제 탄수화물을 자주 섭취하게 되면 다시 예전으로 돌아갈 수 있습니다. 물론 가끔은 친구들과 맛있는 디저트를 즐길 수 있지만, 습관이 되지 않도록 절제해 주세요. 정제 탄수화물은 중독성이 강해서 계속 먹게 되고 한순간에 공든 탑이 무너질 수 있습니다.

∨ 마인드풀 이팅을 실천하자!

한 달이 조금 넘도록 '무엇'을 먹는지에 신경 써서 식단이 어느 정도 자리잡혔다면, 이제는 '어떻게' 먹는지를 신경 써야 할 때입니다. 여러분이 정성 들여 공부하고 꾸려온 식단을 온전히 즐기는 '마인드풀 이팅'을 실천해보세요. (자세한 내용은 본문 Part 3 과식을 방지하는 '마인드풀 이팅' 방법 참고)

∨ 흐트러졌다면 다시 2주 Boost!

건강은 평생 관리해야 하지만 누구든 꾸준히 완벽하게 유지하기는 어렵습니다. 만약 식단이 많이 흐트러지거나 몸 상태가 나빠지는게 느껴진다면 다시 2주간의 Boost 기간을 가져보세요. 처음 시도했을 때보다 훨씬 더 수월하게 습관을 다시 바로 잡을 수 있습니다. 포기하지 마세요!

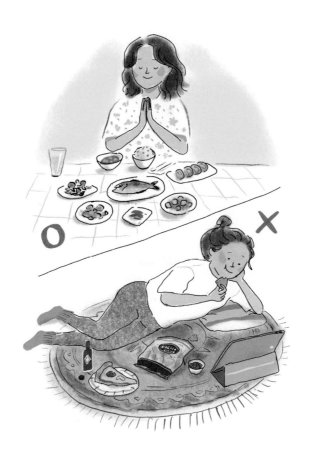

O   X

내 몸의 깨진 균형을 되찾는

러브에코's
탄단지밸런스

6weeks

프로그램

내 몸과 마음의 밸런스를 맞추는 시간

6주의 시간 동안 실천하고 기록하며
오직, 나의 몸과 마음에 집중해보세요.

6주간 기록하는 방법

○
1주부터 6주 차까지의 기록 양식 샘플입니다.

○
다음 표를 참고하여 나의 생활을 기록합니다.

○
각 주 차별로 주의할 내용을 살피며 실천해보세요.

○
아침/점심/저녁 빈칸에는 먹은 음식을 기록하세요.

S A M P L E

1주차	아침 식단	점심 식단	저녁 식단	운동	수면 (시간)
1 일	□ 순탄수화물 100g 미만 섭취　□ 1:2:7 탄단지 비율 (오늘의 비율 : 1 : 2 : 7) · 달걀 2개 · 미역국 □ 정제 탄수화물 배제	· 돼지고기 수육 · 양배추찜 □ 정제 탄수화물 배제	· 소고기 샐러드 □ 정제 탄수화물 배제	요가 30분, 10,000보 걷기	10PM-6AM (8시간)
2 일	□ 순탄수화물 100g 미만 섭취　□ 1:2:7 탄단지 비율 (오늘의 비율 : 1 : 2 : 7) · 아보카도 1개 · 마카다미아 한줌 □ 정제 탄수화물 배제	· 오리고기 볶음 · 부추 □ 정제 탄수화물 배제	· 아스파라거스 　베이컨 말이 □ 정제 탄수화물 배제	스쿼트 50회, 1,300보 걷기	11PM-6AM (7시간)

39

6주 집중 기간 체크 리스트

1주 차 인슐린 분비 줄이기
본격 다이어트를 위한 예행 연습 기간&정제 탄수화물 배제 기간

목표
■ 순탄수화물(100g 미만) ■ 운동(자유/걷기, 요가, 스쿼트 등 주 3회 이상 권장)
■ 정제 탄수화물 배제하기 ■ 수면(일 7시간 이상, 11시 전 취침)

1주차	아침 식단	점심 식단	저녁 식단	운동	수면 (시간)
1 일	□ 순탄수화물 100g 미만 섭취 □ 정제 탄수화물 배제	□ 정제 탄수화물 배제	□ 정제 탄수화물 배제		
2 일	□ 순탄수화물 100g 미만 섭취 □ 정제 탄수화물 배제	□ 정제 탄수화물 배제	□ 정제 탄수화물 배제		
3 일	□ 순탄수화물 100g 미만 섭취 □ 정제 탄수화물 배제	□ 정제 탄수화물 배제	□ 정제 탄수화물 배제		

4일	▫ 순탄수화물 100g 미만 섭취			
	▫ 정제 탄수화물 배제	▫ 정제 탄수화물 배제	▫ 정제 탄수화물 배제	
5일	▫ 순탄수화물 100g 미만 섭취			
	▫ 정제 탄수화물 배제	▫ 정제 탄수화물 배제	▫ 정제 탄수화물 배제	
6일	▫ 순탄수화물 100g 미만 섭취			
	▫ 정제 탄수화물 배제	▫ 정제 탄수화물 배제	▫ 정제 탄수화물 배제	
7일	▫ 순탄수화물 100g 미만 섭취			
	▫ 정제 탄수화물 배제	▫ 정제 탄수화물 배제	▫ 정제 탄수화물 배제	

내 몸의
작은 변화
—
목표 달성
—
느낀 점

2주 차 지방과 친해지기

본격적으로 저탄고지를 시작하는 기간&건강한 지방을 섭취해 보기

목표
- ■ 탄단지 비율 1:2:7 지키기   ■ 순탄수화물 50g 미만 섭취
- ■ 2주 차 식단부터 새로운 지방을 섭취하기
  (올리브유, 천연 버터, 생들기름, 치즈 등)
- ■ 운동(자유/걷기, 요가, 스쿼트 등 주 3회 이상 권장)
- ■ 수면(일 7시간 이상, 11시 전 취침)

1주차	아침 식단	점심 식단	저녁 식단	운동	수면 (시간)
1 일	□ 순탄수화물 50g 미만 섭취 □ 1:2:7 탄단지 비율 (오늘의 비율 :)				
	□ 정제 탄수화물 배제	□ 정제 탄수화물 배제	□ 정제 탄수화물 배제		
2 일	□ 순탄수화물 50g 미만 섭취 □ 1:2:7 탄단지 비율 (오늘의 비율 :)				
	□ 정제 탄수화물 배제	□ 정제 탄수화물 배제	□ 정제 탄수화물 배제		
3 일	□ 순탄수화물 50g 미만 섭취 □ 1:2:7 탄단지 비율 (오늘의 비율 :)				
	□ 정제 탄수화물 배제	□ 정제 탄수화물 배제	□ 정제 탄수화물 배제		

4 일	ㅁ 순탄수화물 50g 미만 섭취 ㅁ 1:2:7 탄단지 비율 (오늘의 비율 :) ㅁ 정제 탄수화물 배제　　ㅁ 정제 탄수화물 배제　　ㅁ 정제 탄수화물 배제		
5 일	ㅁ 순탄수화물 50g 미만 섭취 ㅁ 1:2:7 탄단지 비율 (오늘의 비율 :) ㅁ 정제 탄수화물 배제　　ㅁ 정제 탄수화물 배제　　ㅁ 정제 탄수화물 배제		
6 일	ㅁ 순탄수화물 50g 미만 섭취 ㅁ 1:2:7 탄단지 비율 (오늘의 비율 :) ㅁ 정제 탄수화물 배제　　ㅁ 정제 탄수화물 배제　　ㅁ 정제 탄수화물 배제		
7 일	ㅁ 순탄수화물 50g 미만 섭취 ㅁ 1:2:7 탄단지 비율 (오늘의 비율 :) ㅁ 정제 탄수화물 배제　　ㅁ 정제 탄수화물 배제　　ㅁ 정제 탄수화물 배제		

내 몸의
작은 변화
—
목표 달성
—
느낀 점

3주 차 가공식품 멀리해보기

탄단지 비율만 맞추는 초점에서 벗어나 내 몸에 진정한 영양을 보충하는 기간
&가공식품을 식단에서 제외하고 직접 건강식 요리하기

목표

- 탄단지 비율 1:2:7 지키기
- 순탄수화물 50g 미만 섭취 ■가공식품 배제
- 운동(자유/ 걷기, 요가, 스쿼트 등 주 3회 이상 권장)
- 수면(일 7시간 이상, 11시 전 취침)

1주차	아침 식단	점심 식단	저녁 식단	운동	수면 (시간)
1 일	☐ 순탄수화물 50g 미만 섭취 ☐ 1:2:7 탄단지 비율 (오늘의 비율 :) ☐ 정제 탄수화물 배제	☐ 정제 탄수화물 배제	☐ 정제 탄수화물 배제		
2 일	☐ 순탄수화물 50g 미만 섭취 ☐ 1:2:7 탄단지 비율 (오늘의 비율 :) ☐ 정제 탄수화물 배제	☐ 정제 탄수화물 배제	☐ 정제 탄수화물 배제		
3 일	☐ 순탄수화물 50g 미만 섭취 ☐ 1:2:7 탄단지 비율 (오늘의 비율 :) ☐ 정제 탄수화물 배제	☐ 정제 탄수화물 배제	☐ 정제 탄수화물 배제		

4 일	□ 순탄수화물 50g 미만 섭취 □ 1:2:7 탄단지 비율 (오늘의 비율 :　　　)				
	□ 정제 탄수화물 배제	□ 정제 탄수화물 배제	□ 정제 탄수화물 배제		
5 일	□ 순탄수화물 50g 미만 섭취 □ 1:2:7 탄단지 비율 (오늘의 비율 :　　　)				
	□ 정제 탄수화물 배제	□ 정제 탄수화물 배제	□ 정제 탄수화물 배제		
6 일	□ 순탄수화물 50g 미만 섭취 □ 1:2:7 탄단지 비율 (오늘의 비율 :　　　)				
	□ 정제 탄수화물 배제	□ 정제 탄수화물 배제	□ 정제 탄수화물 배제		
7 일	□ 순탄수화물 50g 미만 섭취 □ 1:2:7 탄단지 비율 (오늘의 비율 :　　　)				
	□ 정제 탄수화물 배제	□ 정제 탄수화물 배제	□ 정제 탄수화물 배제		

**내 몸의
작은 변화
—
목표 달성
—
느낀 점**

4주 차 간헐적 단식 시도하기
공복의 힘을 느껴보고 세포 청소를 돕는 기간

목표
- 탄단지 비율 1:2:7 지키기 ■ 순탄수화물 50g 미만 섭취 ■ 가공식품 배제
- 간헐적 단식 (16시간 이상) ■ 단백질 단식 주 1회 시도
- 운동(자유 / 걷기, 요가, 스쿼트 등 주 3회 이상 권장)
- 수면(일 7시간 이상, 11시 전 취침)

1주차	아침 식단	점심 식단	저녁 식단	운동	수면 (시간)
1 일	□ 순탄수화물 100g 미만 섭취 □ 1:2:7 탄단지 비율 (오늘의 비율:) □ 정제 탄수화물 배제	□ 정제 탄수화물 배제	□ 정제 탄수화물 배제		
2 일	□ 순탄수화물 100g 미만 섭취 □ 1:2:7 탄단지 비율 (오늘의 비율:) □ 정제 탄수화물 배제	□ 정제 탄수화물 배제	□ 정제 탄수화물 배제		
3 일	□ 순탄수화물 100g 미만 섭취 □ 1:2:7 탄단지 비율 (오늘의 비율:) □ 정제 탄수화물 배제	□ 정제 탄수화물 배제	□ 정제 탄수화물 배제		

4 일	□ 순탄수화물 100g 미만 섭취 □ 1:2:7 탄단지 비율 (오늘의 비율 :)			
	□ 정제 탄수화물 배제	□ 정제 탄수화물 배제	□ 정제 탄수화물 배제	
5 일	□ 순탄수화물 100g 미만 섭취 □ 1:2:7 탄단지 비율 (오늘의 비율 :)			
	□ 정제 탄수화물 배제	□ 정제 탄수화물 배제	□ 정제 탄수화물 배제	
6 일	□ 순탄수화물 100g 미만 섭취 □ 1:2:7 탄단지 비율 (오늘의 비율 :)			
	□ 정제 탄수화물 배제	□ 정제 탄수화물 배제	□ 정제 탄수화물 배제	
7 일	□ 순탄수화물 100g 미만 섭취 □ 1:2:7 탄단지 비율 (오늘의 비율 :)			
	□ 정제 탄수화물 배제	□ 정제 탄수화물 배제	□ 정제 탄수화물 배제	

내 몸의
작은 변화
—
목표 달성
—
느낀 점

5주 차 평생 습관 만들기

평생 습관을 위해 3~4주 프로그램을 유지하는 기간
마인드풀 이팅과 일상 속 작은 변화 실천하기
탄단지 비율을 2:3:5로 조정하거나 내 몸에 가장 잘 맞는 비율로 맞춰보기

목표

- ■ 탄단지 비율(1:2:7~2:3:5)　■ 순탄수화물 100g 미만 섭취　■ 가공식품 배제
- ■ 간헐적 단식(16시간 이상)　■ 수면(일 7시간 이상, 11시 전 취침)
- ■ 마인드풀 이팅 실천
- ■ 운동(자유/ 걷기, 요가, 스쿼트 등 주 3회 이상 권장)

1주차	아침 식단	점심 식단	저녁 식단	운동	수면 (시간)
1 일	□ 순탄수화물 100g 미만 섭취　□ 1:2:7 탄단지 비율 (오늘의 비율 :　　) □ 정제 탄수화물 배제	□ 정제 탄수화물 배제	□ 정제 탄수화물 배제		
2 일	□ 순탄수화물 100g 미만 섭취　□ 1:2:7 탄단지 비율 (오늘의 비율 :　　) □ 정제 탄수화물 배제	□ 정제 탄수화물 배제	□ 정제 탄수화물 배제		
3 일	□ 순탄수화물 100g 미만 섭취　□ 1:2:7 탄단지 비율 (오늘의 비율 :　　) □ 정제 탄수화물 배제	□ 정제 탄수화물 배제	□ 정제 탄수화물 배제		

4 일	□ 순탄수화물 100g 미만 섭취 □ 1:2:7 탄단지 비율 (오늘의 비율 :)
	□ 정제 탄수화물 배제　　□ 정제 탄수화물 배제　　□ 정제 탄수화물 배제
5 일	□ 순탄수화물 100g 미만 섭취 □ 1:2:7 탄단지 비율 (오늘의 비율 :)
	□ 정제 탄수화물 배제　　□ 정제 탄수화물 배제　　□ 정제 탄수화물 배제
6 일	□ 순탄수화물 100g 미만 섭취 □ 1:2:7 탄단지 비율 (오늘의 비율 :)
	□ 정제 탄수화물 배제　　□ 정제 탄수화물 배제　　□ 정제 탄수화물 배제
7 일	□ 순탄수화물 100g 미만 섭취 □ 1:2:7 탄단지 비율 (오늘의 비율 :)
	□ 정제 탄수화물 배제　　□ 정제 탄수화물 배제　　□ 정제 탄수화물 배제

내 몸의 작은 변화 — 목표 달성 — 느낀 점

6주 차 평생 습관 만들기

평생 습관을 위해 3~4주 프로그램을 유지하는 기간
마인드풀 이팅과 일상 속 작은 변화 실천하기
탄단지 비율을 2:3:5로 조정하거나 내 몸에 가장 잘 맞는 비율로 맞춰보기

목표

■ 탄단지 비율(1:2:7~2:3:5) ■ 순탄수화물 100g 미만 섭취 ■ 가공식품 배제
■ 간헐적 단식(16시간 이상) ■ 수면(일 7시간 이상, 11시 전 취침)
■ 마인드풀 이팅 실천
■ 운동(자유/ 걷기, 요가, 스쿼트 등 주 3회 이상 권장)

1주차	아침 식단	점심 식단	저녁 식단	운동	수면 (시간)
1 일	□ 순탄수화물 100g 미만 섭취 □ 1:2:7 탄단지 비율 (오늘의 비율 :) □ 정제 탄수화물 배제	□ 정제 탄수화물 배제	□ 정제 탄수화물 배제		
2 일	□ 순탄수화물 100g 미만 섭취 □ 1:2:7 탄단지 비율 (오늘의 비율 :) □ 정제 탄수화물 배제	□ 정제 탄수화물 배제	□ 정제 탄수화물 배제		
3 일	□ 순탄수화물 100g 미만 섭취 □ 1:2:7 탄단지 비율 (오늘의 비율 :) □ 정제 탄수화물 배제	□ 정제 탄수화물 배제	□ 정제 탄수화물 배제		

4 일	□ 순탄수화물 100g 미만 섭취 □ 1:2:7 탄단지 비율 (오늘의 비율:)		
	□ 정제 탄수화물 배제	□ 정제 탄수화물 배제	□ 정제 탄수화물 배제

5 일	□ 순탄수화물 100g 미만 섭취 □ 1:2:7 탄단지 비율 (오늘의 비율:)		
	□ 정제 탄수화물 배제	□ 정제 탄수화물 배제	□ 정제 탄수화물 배제

6 일	□ 순탄수화물 100g 미만 섭취 □ 1:2:7 탄단지 비율 (오늘의 비율:)		
	□ 정제 탄수화물 배제	□ 정제 탄수화물 배제	□ 정제 탄수화물 배제

7 일	□ 순탄수화물 100g 미만 섭취 □ 1:2:7 탄단지 비율 (오늘의 비율:)		
	□ 정제 탄수화물 배제	□ 정제 탄수화물 배제	□ 정제 탄수화물 배제

내 몸의
작은 변화
—
목표 달성
—
느낀 점

6주의 시간 동안
인내하며 실천한 나를 격려해 주세요!
이제 나는 무엇이든 해낼 수 있습니다.

———————

내 몸의 균형을 되찾는
탄단지밸런스 6주의 시간을 통해
내 몸이 바뀌는 작은 기적을 경험했을 거예요.
인생의 작은 성공은 더 큰 성공을 이루어내는
양분의 역할을 합니다.

이제 균형 잡힌 건강한 몸으로
내 안에 있는 빛을 더 크게 발산하며
진정 내가 원하는 일과 꿈을 향해
마음껏 펼쳐보세요.

———————

"앞으로 20년 후에는 당신이 했던 일보다 하지 않았던 일들을 떠올리며 더 후회할 것이다.
그러니 배를 묶어둔 밧줄을 풀어라. 안전한 항구를 떠나라. 무역풍을 타고 항해하라. 탐험하라. 꿈꿔라. 발전하라."

- 마크 트웨인 -

MEMO

MEMO

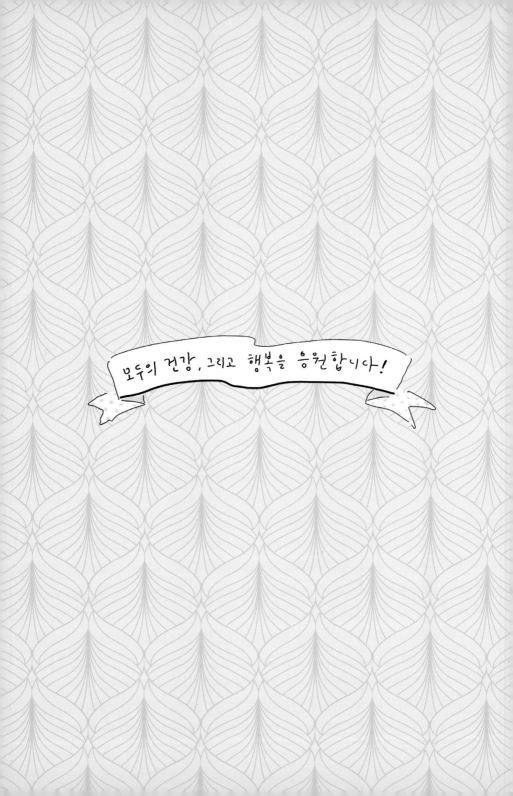

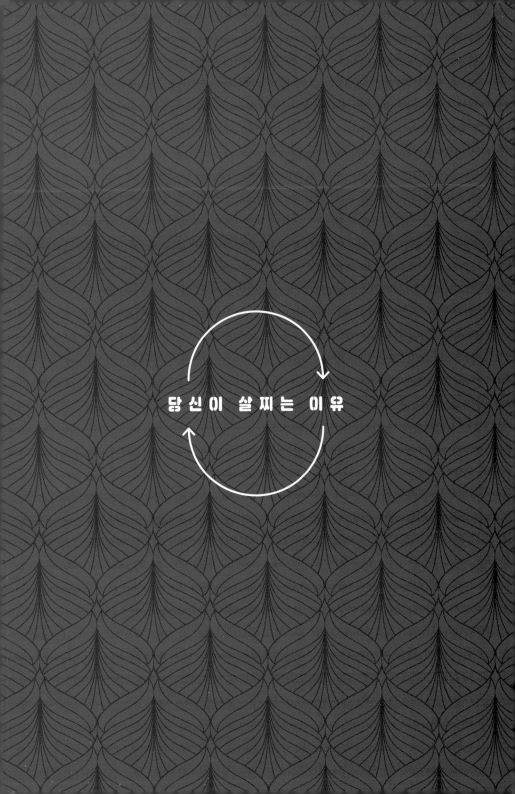

당신이 살찌는 이유

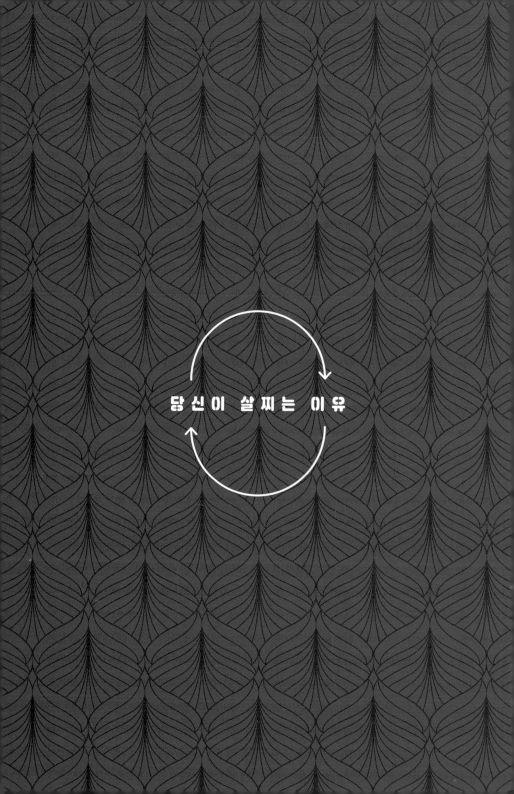